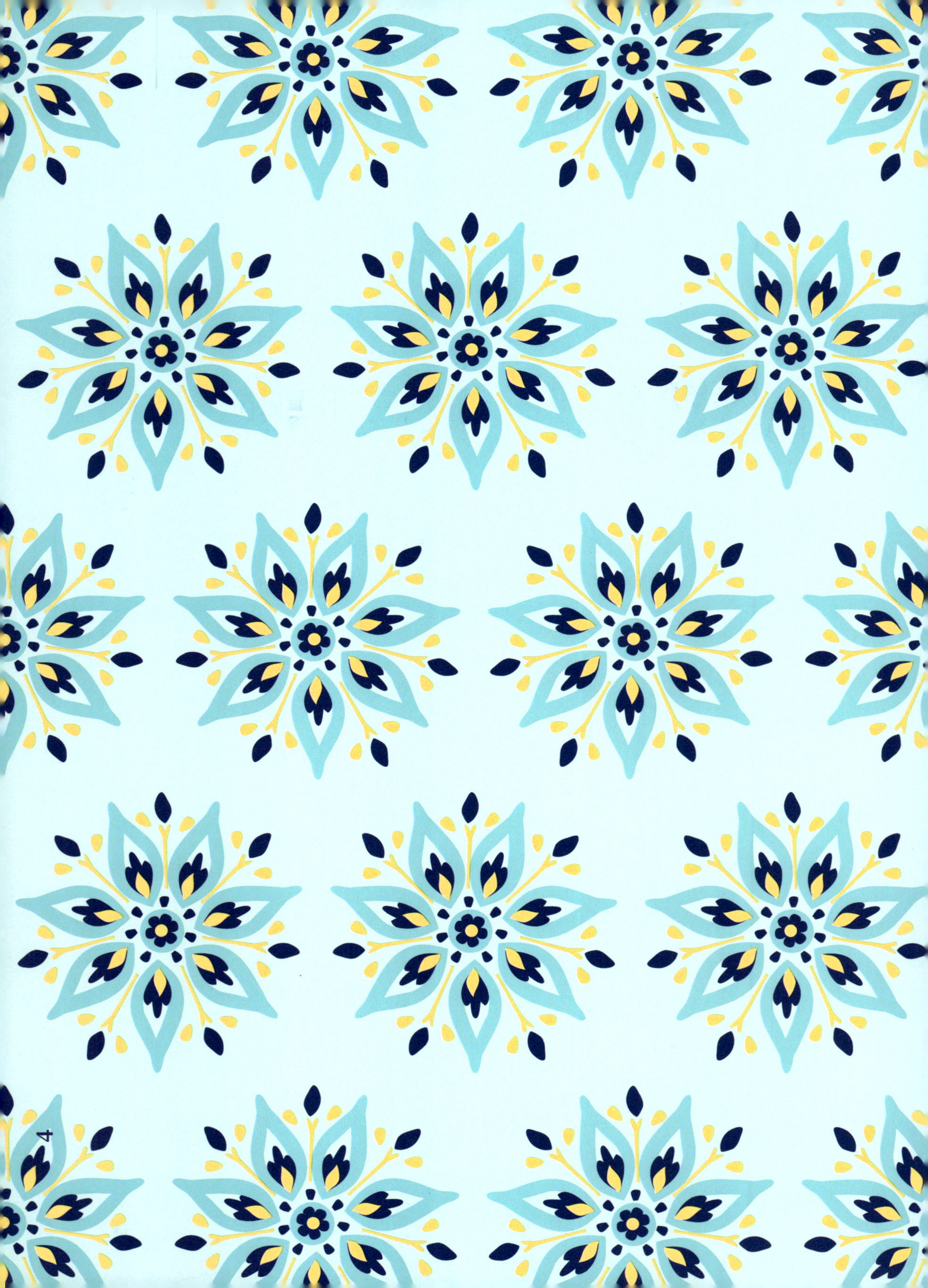

Länger leben
ohne Bauchfett

Mit 60 mediterranen Rezepten gesund & dauerhaft abnehmen

Inhalt

Rezepte

Mediterrane Schlemmerküche für eine schlanke Körpermitte

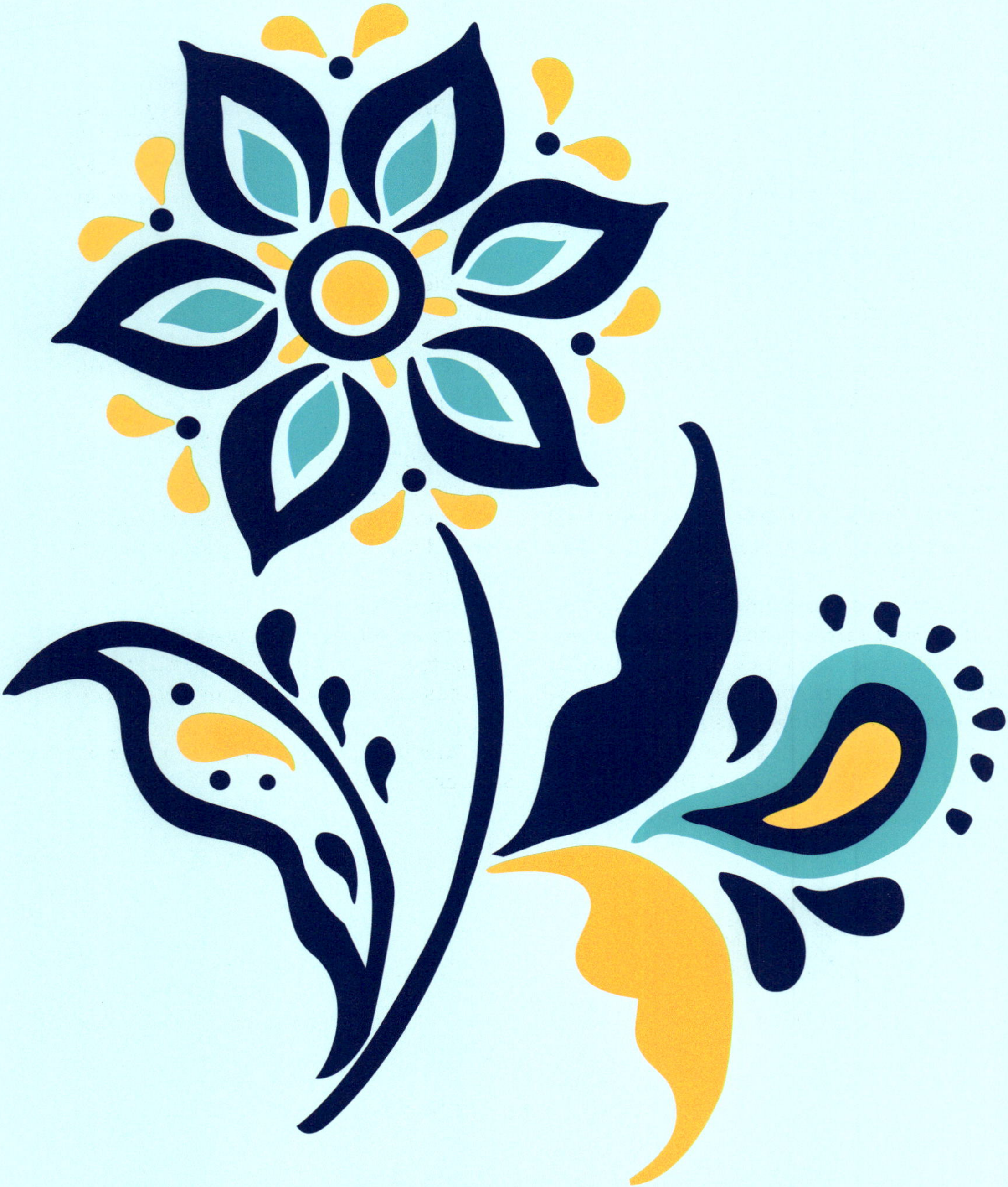

Liebe Leserin, lieber Leser!

Kennen Sie Ihren Bauchumfang? Frauen in Deutschland kommen durchschnittlich auf 90 Zentimeter, bei Männern wölbt sich der Bauch meist noch etwas mehr nach vorn. Ihr Bauchumfang liegt bei durchschnittlich 100 Zentimetern. Zu viel, wissen Mediziner:innen und Forscher:innen! Denn Übergewicht, das sich vor allem in der Körpermitte zeigt, weist auf ein tiefer liegendes Problem hin: Das innere Bauchfett – Ärzte und Ärztinnen nennen es viszerales Fett – umschließt meist auch die inneren Organe wie Darm, Leber und Magen, lagert sich in ihnen ab und gefährdet dadurch unsere Gesundheit, weil es ungünstige Botenstoffe und Hormone produziert.

Zeigt das Maßband mehr als 88 Zentimeter Bauchumfang bei Frauen und mehr als 102 Zentimeter bei Männern, steigt das Risiko für Herz-Kreislauf- und Stoffwechselerkrankungen deutlich an. Eine ernährungsbedingte Fettleber begünstigt die Entstehung eines Typ-2-Diabetes.

„Abnehmen“ heißt jetzt die Devise! Also weg mit dem Bauchfett – aber wie? Die Antwort ist eine gesunde, gemüsereiche Ernährung mit den richtigen Kohlenhydraten, Fetten und Eiweißen.

Der Genuss kommt hierbei nicht zu kurz. Die mediterranen Rezepte in unserem Ernährungsratgeber und Kochbuch „Länger leben ohne Bauchfett“ bringen Ihnen den Mittelmeerurlaub auf den Tisch. Die Auswahl mit über 60 köstlichen Gerichten ist groß und begleitet Sie von morgens bis abends mit einfachen und abwechslungsreichen Rezepten.

Zuvor aber erfahren Sie, warum das Fett in der Körpermitte so riskant ist, was Zucker und schlechte Kohlenhydrate damit zu tun haben, warum Sie besser einen Apfel essen sollten, statt einen Obst-Smoothie zu trinken, und welche Gemüsesorten ganz besonders unserer Leber schmecken.

Viel Freude beim Lesen und beim Kochen wünschen Ihnen

Julia Rotherbl

Dr. Dennis Ballwieser

Chefredaktion Apotheken Umschau

Weniger Bauchfett, mehr Gesundheit!

Übergewicht – das Gesundheitsproblem

Im Laufe der Evolution hat der menschliche Körper gegen das Verhungern viele Schutzmechanismen entwickelt. Nur die optimale Verwertung der Nahrung sicherte das Überleben. Doch im Gegensatz zur früheren Lebensmittelknappheit, die obendrein mit sehr viel körperlicher Aktivität verbunden war, sehen wir uns heute in den Wohlstandsländern mit einem ganz anderen Phänomen konfrontiert: Übergewicht gehört zu den größten Gesundheitsproblemen des 21. Jahrhunderts. Dank Nahrungsüberfluss und Bewegungsmangel steigt die Zahl der übergewichtigen Menschen in Deutschland kontinuierlich seit den Siebzigerjahren an. Bereits etwa zwei Drittel der Männer und die Hälfte der Frauen in Deutschland sind übergewichtig. Ein Viertel der Männer und Frauen sind bereits adipös, also stark übergewichtig. Zu viel Gewicht aber kann wesentlich zur Entstehung vieler Beschwerden und zur Entwicklung chronischer Erkrankungen beitragen.

Wie entsteht Übergewicht?

Die Fähigkeit des Körpers, überschüssige Energie für Notzeiten in unseren Fettzellen zu speichern, macht es schwer, diese überflüssigen Pfunde auch wieder loszuwerden. Nun können wir zwar unsere genetische Veranlagung und Prägung, unser Alter oder auch bestimmte Krankheiten nicht wesentlich beeinflussen, aber wir können unsere Ernährungsgewohnheiten und Lebensumstände umstellen. Denn für die überflüssigen Pfunde ist nicht nur die Schieflage unserer Energiebilanz verantwortlich, indem wir

Saft ist keine Alternative!

Durch die Verarbeitung von Obst zu Saft gehen wichtige Ballaststoffe verloren, der Anteil des Zuckers dagegen steigt. So stecken in nur einem Glas (0,25 l) Apfel- oder Orangensaft etwa zehn Zuckerwürfel. Das entspricht 30 Gramm Zucker. Zum Vergleich: In einer Dose (0,33 l) Cola verbergen sich 11,5 Würfel beziehungsweise 35 Gramm Zucker! Somit sind Säfte keine geeigneten Durstlöscher.

ständig mehr Kalorien zu uns nehmen, als wir verbrauchen.

Schuld daran ist vor allem eine falsche Ernährung. Dabei spielt zu viel ungutes Nahrungsfett zwar auch eine Rolle, doch vor allem haben ungesunde Kohlenhydrate wie Zucker, gesüßte Getränke und verarbeitete Weißmehlprodukte einen großen Anteil an der Verbreitung der Adipositas, des starken Übergewichts. Bewegungsmangel verstärkt das Problem. Die langfristigen Folgen sind Erkrankungen des Bewegungsapparates, des Herz-Kreislaufs und des Stoffwechsels.

Fett ist nicht gleich Fett

Wie bei vielen Dingen ist auch beim Körperfett die Menge entscheidend: Zu viel Ballast in Form von Übergewicht mit sich herum-

GESUNDE FETTZELLEN

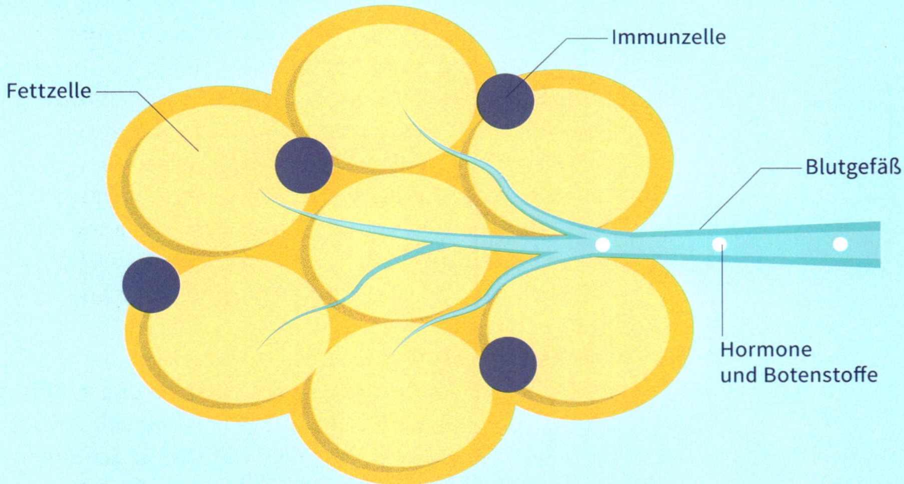

Sie speichern überschüssige Energie aus der Nahrung. Sie bilden auch Botenstoffe und Hormone, die den Stoffwechsel und den Appetit beeinflussen. Im Fettgewebe finden sich zudem Immunzellen.

ENTZÜNDETES FETTGEWEBE

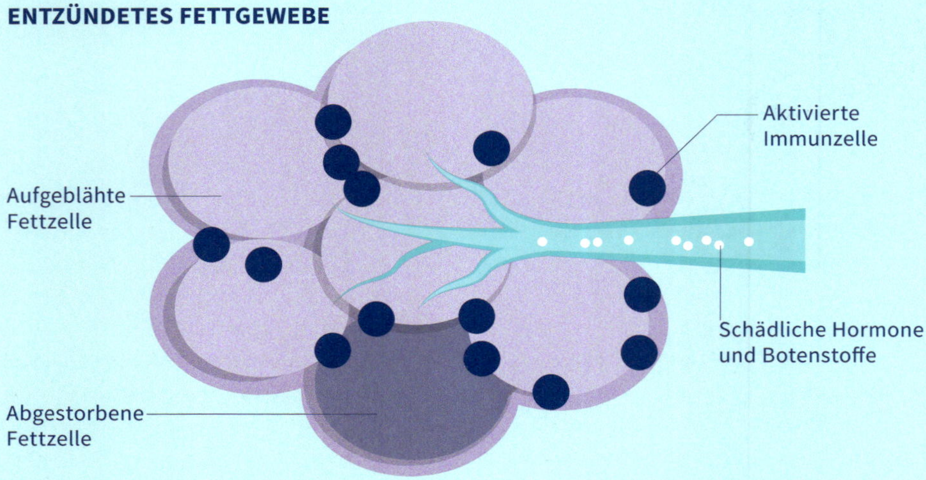

Je mehr Fett gespeichert wird, desto stärker blähen sich die Fettzellen auf. Irgendwann entzündet sich das Gewebe: Immunzellen werden aktiv, einige Fettzellen sterben ab, schädliche Botenstoffe und Hormone werden über das Blut im Körper verteilt.

zuschleppen ist grundsätzlich schlecht. Vor allem die Gelenke leiden unter den überflüssigen Kilos.

Nun ist aber Fett nicht gleich Fett, und nicht jedes kleine Polster schadet gleichermaßen unserer Gesundheit. Es gibt grundsätzliche Unterschiede bei den Fettzellen, die darüber entscheiden, wie gefährlich das Körperfett für die Gesundheit ist und ob der Mensch „nur" dick oder krank wird.

- Die **subkutanen Fettzellen** werden im allgemeinen Sprachgebrauch auch als Unterhautfettgewebe bezeichnet. Die Pölsterchen an Po, Schenkel und Hüfte (man spricht bei dieser Fettverteilung auch von der sogenannten Birnenform) sind zunächst harmlos. Sie dienen als Energiespeicher, bieten Schutz vor Wärmeverlust und schaden der Gesundheit weniger. Doch auch bei dieser Art von Fettzellen kann ein Zuviel auf Dauer das Risiko für Folgeerkrankungen erhöhen wie beispielsweise für Bluthochdruck, Herz-Kreislauf-Erkrankungen und Typ-2-Diabetes.

- Die **viszeralen Fettzellen** befinden sich in erster Linie im Bauchraum – ein großer Bauch deutet meist darauf hin (die sogenannte Apfelform). Im Bauchraum umschließen sie Organe und lagern sich in ihnen ab, obgleich Leber, Bauchspeicheldrüse und Co. dafür nicht gedacht sind. Zudem schlummert dieses Bauchfett nicht einfach nur in den Zellen, es ist hormonell aktiv und kann sich entzünden.

Bauchfett macht krank

Das viszerale innere Bauchfett ist, wie bereits erwähnt, in der Lage, krank machende Botenstoffe zu produzieren und in den Organismus abzugeben. Dies heizt versteckte Entzündungen im ganzen Körper an. Diese unbemerkten Entzündungen schwächen das Immunsystem. Erkrankte leiden unter Gelenkbeschwerden, Schlaflosigkeit und fühlen sich oft schlapp. Je mehr Bauchfett, desto mehr Botenstoffe, die den Blutdruck erhöhen und die Blutfettwerte sowie den Blutzuckerspiegel negativ beeinflussen können. Die Gefahr von Diabetes Typ 2, Schlaganfall, Herzinfarkt, Arterienverkalkung und sogar Krebs wächst.

Warnsignale und Risikofaktoren

Ein Grund mehr, Übergewicht zu reduzieren, die Ernährung umzustellen und vor allem die Leber vor Angreifern zu schützen. Die folgenden Signale und Lebensgewohnheiten sollten Sie aufmerken werden lassen.

- **Ein großer Bauch:** Er ist oft das Warnsignal für die Entwicklung einer Fettleber, der sogenannten Steatosis hepatis (mehr zur Fettleber ab Seite 22). Bei Männern sollte der Bauchumfang unter 94 Zentimetern liegen, bei Frauen unter 80 Zentimetern. Ein stark erhöhtes Gesundheitsrisiko besteht bei Männern ab einem Bauchumfang von 102 und bei Frauen ab 88 Zentimetern – und unabhängig vom Bauchumfang ab einem BMI von 30 (mehr zum BMI auf Seite 13). Werden diese Werte überschritten, ist die Wahrscheinlichkeit groß, unter einer Fettleber, aber auch unter anderen Erkrankungen wie etwa Typ-2-Diabetes und Bluthochdruck zu leiden. Eine leberfreundliche Ernährungsumstellung (siehe Seite 38) zieht üblicherweise automatisch eine Gewichtsabnahme nach sich und damit auch eine Entlastung der Leber. Beim Abnehmen schwindet meist das Organfett als Erstes! Wie Sie Ihren Bauchumfang richtig messen, lesen Sie rechts im Kasten.

Dünne Dicke

Sie sind zwar schlank, aber innen dick: Die sogenannten Tofis (aus dem Englischen: thin outside fat inside) können trotz Normalgewicht und schlanker Linie zu viel inneres Bauchfett ansammeln. Es steckt zwischen und in den Organen, auch ohne runden Bauch.

- **Alkohol:** Ob Bier, Schnaps oder Wein – alkoholische Getränke belegen nach wie vor einen Spitzenplatz in der Rangliste der Leberfeinde. Dies liegt einerseits an den schädlichen Substanzen, die die Leber beim Abbau produziert (wie etwa Acetaldehyd), aber auch daran, dass Alkohol zum Großteil aus Zucker besteht. Ein Übermaß verwandelt die Leber notgedrungen in Fett und speichert es in sich selbst ein. Das beeinträchtigt die wichtige Arbeit der Leber. Nicht selten entwickelt sich mit den Jahren eine Fettleber, eine Leberzirrhose oder sogar Leberkrebs. Der Verzicht auf Alkohol hat sofort positive Auswirkungen auf eine belastete oder kranke Leber.
- Ist das Gläschen Bier oder Wein bei Ihnen bereits zum lieb gewonnenen Ritual geworden, dann gönnen Sie Ihrer Leber eine bewusste Pause. Machen Sie aus dem Feierabend-Bier ein Wochenend-Bier oder wählen die alkoholfreie Variante. Letztere enthält zwar ebenfalls Kalorien, aber auch Stoffe, die einer Leberverfettung entgegenwirken sollen. Am besten verzichten Sie aber ganz darauf (siehe Seite 28). Wenn Ihnen das schwerfällt, kann Ihnen therapeutische Hilfe den Schritt erleichtern.

- **Fettreiche Ernährung:** Torten, Sahnesaucen oder die Extraschicht Butter auf dem Brot – zu viel Fett kann das Hormonsystem durcheinanderbringen. Das betrifft die Sättigungshormone, speziell das Hormon Leptin, das von Fettzellen und Zellen des Dünndarms produziert wird. Es signalisiert uns, wann wir satt sind. Bei übergewichtigen Menschen ist dieser Mechanismus oft gestört, das Gehirn reagiert nicht mehr angemessen auf hohe Leptinspiegel.

  Die Folge: Sie sind ständig hungrig und für eine deutlich kürzere Zeit satt als Normalgewichtige. Die verloren gegangene Leptinsensitivität kann außerdem dazu führen, dass die Insulinrezeptoren im Körper unempfindlicher gegen das Hormon Insulin werden: der Beginn einer Insulinresistenz und langfristig oft die Vorstufe für einen Typ-2-Diabetes.

Den Bauchumfang ermitteln

Sie können zwar nicht gezielt am Bauch abnehmen, sondern werden überall Pfunde und Umfang verlieren. Doch inneres Bauchfett spricht auf eine Lebensumstellung mit gesunder Ernährung und Sport gut an. Wie gut dabei der Bauchumfang schmilzt, lässt sich messen. Die Methoden im Überblick:

- **BIA:** Mediziner nutzen die Methode der Bioimpedanzmessung (BIA). Durch elektrische Impulse werden Fett-, Wasser- und Muskelanteile im Körper bestimmt. Dasselbe Prinzip nutzt die Körperfettwaage. Aber wo genau das Fett sitzt, kann nicht eindeutig erkannt werden.

- **BMI:** Der Body-Mass-Index (BMI) gibt eine erste Orientierung zur Bestimmung eines Unter- oder Übergewichts. Dabei teilt man das Körpergewicht durch das Quadrat der Körpergröße in Metern (siehe Seite 34). Allerdings gibt der Wert keine Auskunft darüber, inwiefern Muskeln das Gewicht beeinflussen oder wo genau die Fettpolster liegen. Diese Faktoren aber wirken sich wesentlich darauf aus, wie sich die Gesundheit entwickeln wird.

- **Der Bauchumfang:** Deshalb hilft ein schlichtes Maßband zur genaueren Bestimmung der Fettverteilung im Bauchbereich. Wie bereits erwähnt, steigt das Gesundheitsrisiko bei Frauen ab 80 und bei Männern ab 94 Zentimetern Umfang.

- **Das Taille-Größe-Verhältnis:** Ob der Bauch zu dick ist, kann genauer mit der Waist-to-Height-Ratio bestimmt werden. Der Bauchumfang wird durch die Körpergröße geteilt. Eine Rolle spielt auch das Alter. Für unter 40-Jährige gilt ein Wert bis 0,5 als unbedenklich. Ab 40 Jahren kommt pro Jahr 0,01 bis zum kritischen Wert von 0,6 dazu. Mit 41 Jahren liegt er also bei 0,51, mit 42 bei 0,52. Ab einem Alter von 50 Jahren gilt alles über 0,6 als kritisch.

- **Das Taille-Hüft-Verhältnis:** Etwas schwieriger zu messen ist die Waist-to-Hip-Ratio: Hier wird der Bauchumfang durch den Hüftumfang geteilt. Der Hüftumfang wird auf Höhe des großen Rollhügels des Oberschenkelknochens gemessen – vereinfacht gesagt, der breitesten Stelle im Hüftbereich. Bei Frauen sollte das Ergebnis unter 0,85 und bei Männern unter 0,9 liegen.

Den Bauchumfang richtig messen:

- **Zeitpunkt:** Am besten morgens, nachdem Sie auf der Toilette waren und bevor Sie etwas essen oder trinken.
- **Wie:** Messen Sie immer gerade stehend mit freiem Oberkörper und beim Ausatmen. Bauch locker lassen.
- **Wo:** Legen Sie das Maßband zwischen unterster Rippe und der Oberkante des Hüftknochens an, also an der dicksten Stelle des Bauches, etwa auf Höhe des Bauchnabels – wie abgebildet.

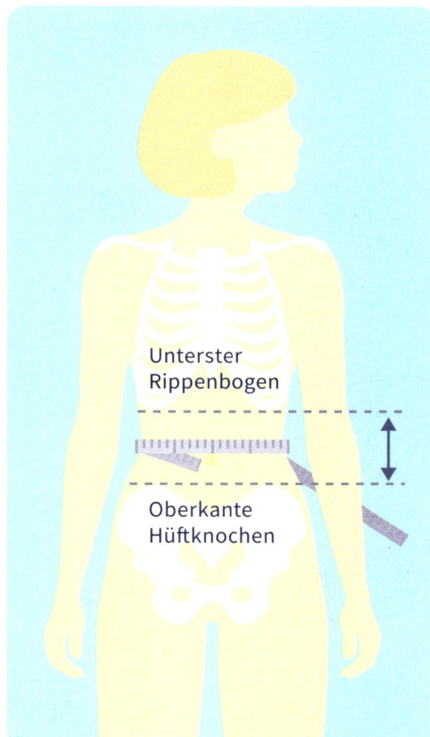

Frauenbauch – Männerbauch: Der Unterschied macht's!

Beim Thema Körpermitte spielt nicht nur das Essen eine Rolle. Hier erfahren Sie, was das Geschlecht, das Alter und die Hormone damit zu tun haben.

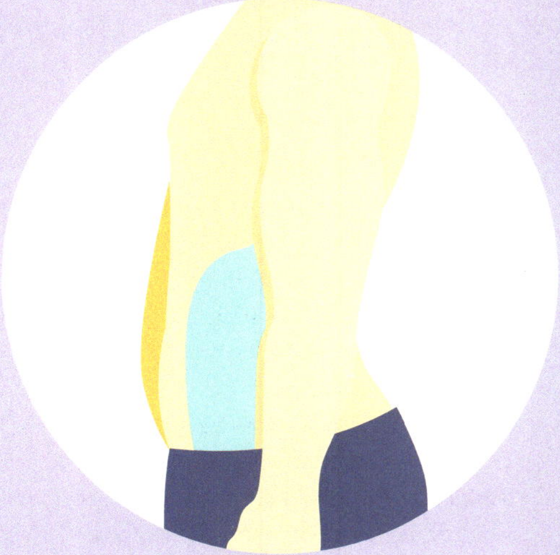

Das Alter spielt eine Rolle

Die Fettverteilung ändert sich im Laufe des Lebens. Junge Menschen speichern Fett eher unter der Haut (subkutan), also schützendes Fett, meist unterhalb des Bauches, an Hüfte, Po und Beinen. Für Frauen sind diese Reserven wichtig bei Schwangerschaft und Stillen. Wird der Mensch älter, ändert sich der Hormonhaushalt. Bei Frauen fällt das Östrogen ab, bei Männern Testosteron. Das führt dazu, dass die Speicher für das subkutane Fett verkümmern. Es müssen andere Fettspeicher gefunden werden, wenn dieselbe Energie aufgenommen wird. Somit sammelt sich das Fett dann am Bauch und in Folge an den Organen wie der Leber.

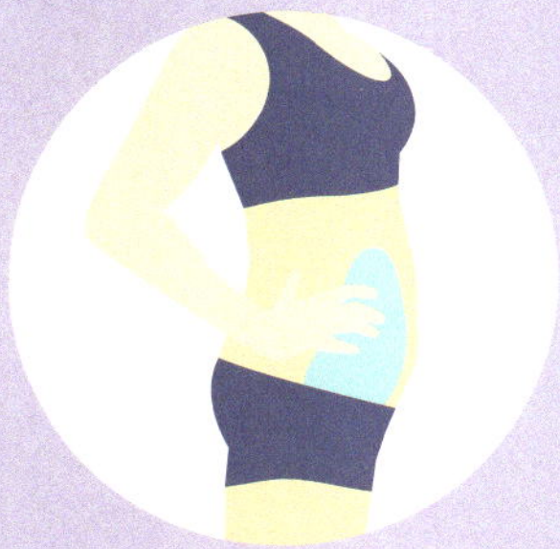

Der kleine Unterschied

Laut der deutschen Gesellschaft für Kardiologie sind übergewichtige Frauen durch Begleiterkrankungen des Stoffwechsels und Herzens weniger gefährdet als Männer. Bei Frauen setzt sich Fett eher subkutan an Hüften und Gesäß an, bei Männern im gleichen Alter dagegen eher an den Bauchorganen, also viszeral. Obwohl Frauen im Durchschnitt einen höheren Körperfettanteil aufweisen, besteht ein geringeres Risiko einer Erkrankung. Die Gründe dafür konnten bisher noch nicht vollständig geklärt werden.

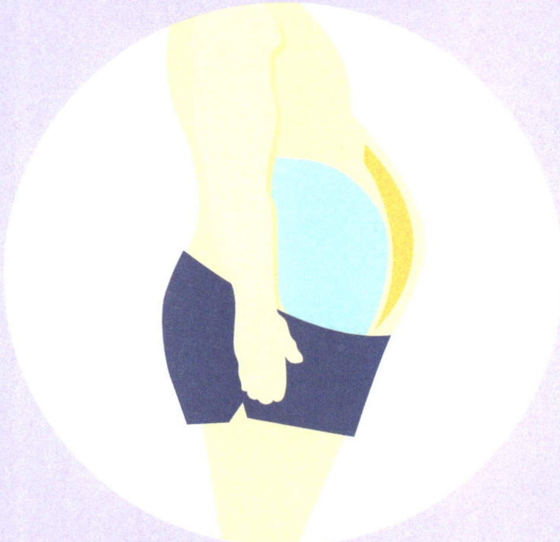

Die genetische Ungerechtigkeit

Zeigt nun ein Paar dem Bauchfett die rote Karte und beginnt abzunehmen, wird die Frau bei gleicher Ernährung wahrscheinlich den Kürzeren ziehen und nicht so viel Kilos verlieren wie ihr Partner. Warum? Auch hier ist die Genetik schuld! Denn Männer besitzen bei gleichem Body-Mass-Index (BMI) von Natur aus etwa zehn Prozent mehr Muskelmasse als Frauen. Die Krux dabei: Muskeln verbrauchen automatisch mehr Energie als Fett. Bei gleicher Anzahl an Kalorien wird der Mann deshalb entsprechend schneller und müheloser abnehmen als die Frau. Trotzdem können und sollten beide Geschlechter am Ball bleiben und das Bauchfett in den Griff bekommen. Wie das am besten funktioniert, erfahren Sie in Kapitel 3.

Die große Aufholjagd

Doch spätestens in den Wechseljahren verwächst sich der bauchige Unterschied buchstäblich. Auch Frauen nehmen plötzlich vor allem am Bauch, aber nicht mehr so stark im unteren Körperbereich zu. Entsprechend steigt auch bei Frauen das Risiko für Übergewicht, Typ-2-Diabetes und eine Fettleber.

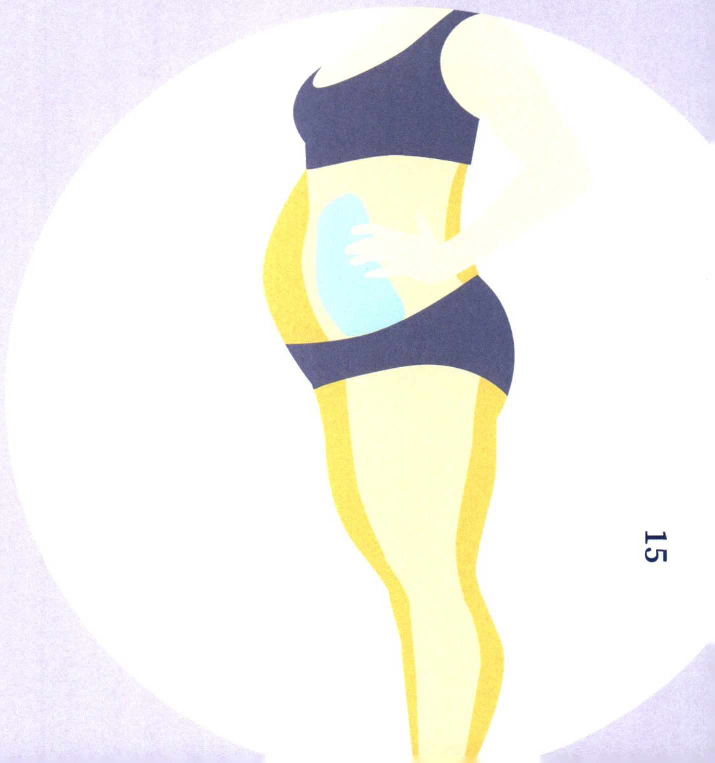

Schädliches Fett an den Bauchorganen
Harmloseres Unterhautfett

Bauchfett und Leber – eine problematische Beziehung

Mal ehrlich: Woran denken Sie beim Wort Leber? Einige wahrscheinlich an ein Gericht, das gern mit Kartoffelbrei und gerösteten Zwiebeln serviert wird. Andere vielleicht an Lebererkrankungen, die lange ausschließlich mit einem erhöhten Alkoholkonsum in Verbindung gebracht wurden. Mittlerweile wissen wir, dass nicht nur Hochprozentiges der Leber schadet. Doch schauen wir uns die größte Drüse in unserem Bauch zunächst etwas genauer an.

Die Leber – ein viel beschäftigter Allrounder

Die Leber spielt eine entscheidende Rolle in unserem Stoffwechsel. Sie produziert einen halben bis einen ganzen Liter Gallenflüssigkeit pro Tag – einen gelbbraunen bis olivgrünen Verdauungssaft, der für die Verstoffwechselung von Nahrungsfetten unerlässlich ist. Auf dem Produktionsplan der Leber steht zudem die Herstellung von Cholesterin und Hormonen sowie von Eiweißstoffen, die wir für die Blutgerinnung oder für den Transport verschiedener Substanzen im Blut brauchen. Zucker aus unserer Nahrung speichert die Leber als Glykogen, um es uns bei Bedarf als Extra-Energieschub schnell zur Verfügung stellen zu können, etwa nach einer längeren Esspause oder bei einer ungewollten Unterzuckerung. Neben der Speicherung von Fett deponiert sie außerdem Vitamine und Spurenelemente wie Kupfer oder Eisen in gewissen Mengen.

LAGE DER LEBER

Die Leber mit ihrem rechten und linken Leberlappen liegt im rechten Oberbauch unmittelbar unterhalb des Zwerchfells. Durch die unteren Rippen wird sie geschützt.

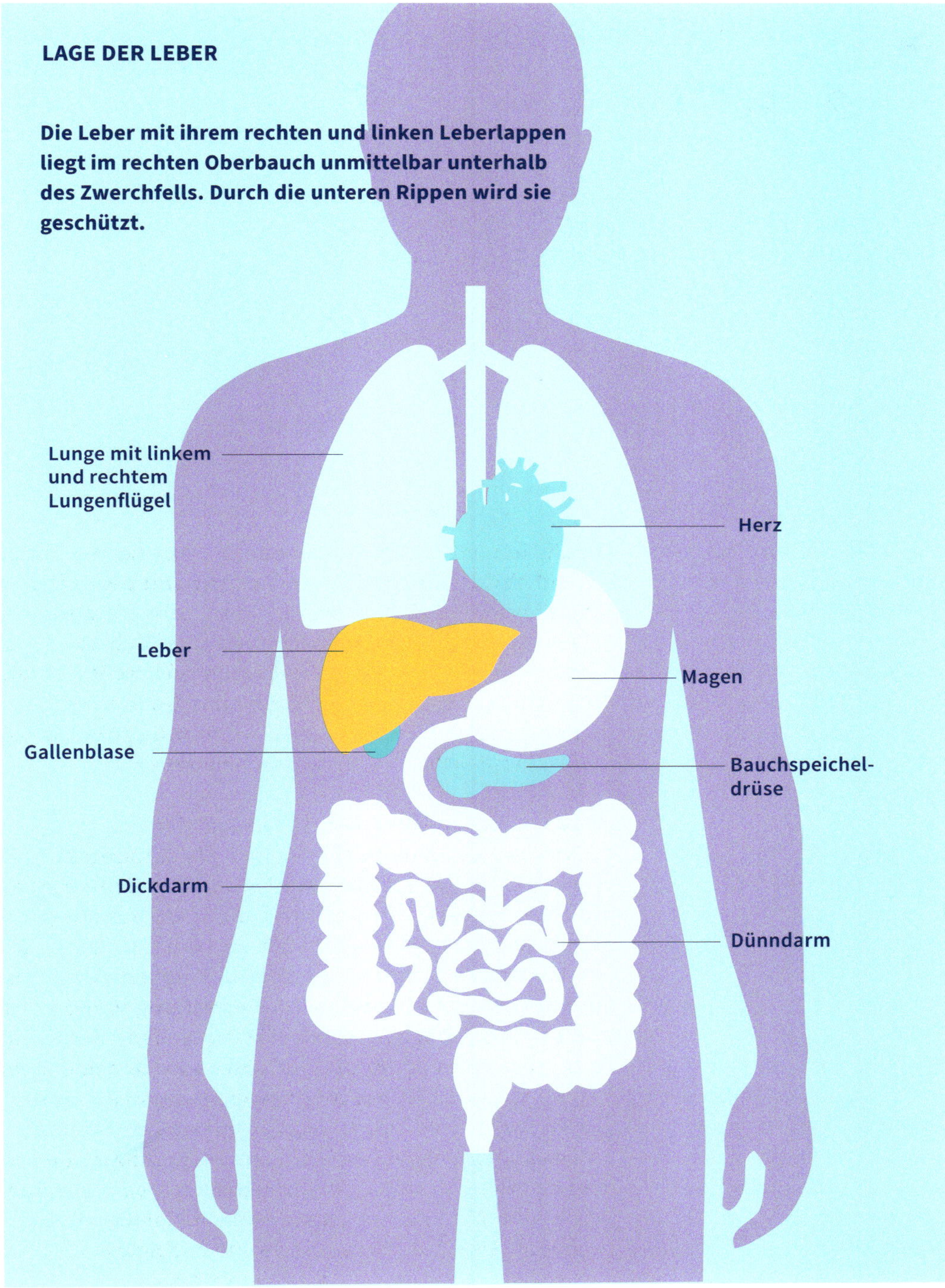

Die Leber baut außerdem giftige Stoffwechselprodukte, Medikamente und Alkohol ab und entsorgt sie über das Blut in den Urin oder mit der Gallenflüssigkeit in den Darm. Und sie unterstützt das Immunsystem mit selbst produzierten Eiweißstoffen, die der Abwehr gegen schädliche Viren und Bakterien helfen. Kurz: Die Leber ist ein vielseitiger und viel beschäftigter Allrounder.

Stehaufmännchen mit Nehmerqualitäten

Kaum ein Organ kann so viel einstecken wie die Leber. Selbst unter schwierigsten Umständen, wie etwa einer ungesunden Ernährung, wenig Bewegung oder zu viel Alkohol, ackert sie lange und still gegen die Belastungen an. Der bekannte Arzt und Moderator Dr. Eckart von Hirschhausen betitelte sein Leberbuch sogar mit der Überschrift „Die Leber wächst mit ihren Aufgaben“ und deutet damit die Anpassungsfähigkeit des Organs an. Doch genau das ist Segen und Fluch zugleich, denn eine überforderte Leber kann lange unentdeckt bleiben, weil sie keine Schmerzen auslöst. Zudem machen die nicht verfetteten Leberzellen viele Jahre „Überstunden“ und übernehmen die Aufgaben ihrer vom Fett verstopften Zellkollegen. Häufig spüren Menschen mit Leberproblemen irgendwann eine bleierne Müdigkeit, die nicht selten falsch interpretiert und dem stressigen Alltag in die Schuhe geschoben wird. Oder sie leiden unter einem Druckgefühl im rechten Oberbauch.

Das war die schlechte Nachricht. Die gute: Die Leber ist nicht besonders nachtragend. Erstens besitzt die Leber eine starke Selbstheilungskraft. Mit Ruhe erholt sie sich von den meisten Erkrankungen, und mit der richtigen Ernährung mausert sie sich – zumindest in einem frühen Stadium – überraschend schnell von einer Fettleber zur Fitleber.

Zweitens ist die Leber ein Organ, das nachwächst. So wird bei einer Lebertransplantation mehr als die Hälfte der Spenderleber (Lebendspende) entnommen und verpflanzt. Innerhalb von wenigen Monaten hat sich das Lebergewebe bei beiden in

ASH und NAFLD – zwei Fettleber-Verursacher

Bei einer Fettleber handelt es sich um eine Größenzunahme des Organs aufgrund von Fetteinlagerungen, die über 50 Prozent der Leberzellen betreffen. Zum einen gibt es die **alkoholische Fettlebererkrankung** (**ASH** = alkoholische Steatohepatitis), die durch übermäßigen Alkoholkonsum entstehen kann.
Doch immer häufiger wird eine Verfettung der Leber auch bei Personen festgestellt, die keinen oder nur sehr wenig Alkohol trinken. Man spricht dann von einer „Nicht-alkoholinduzierten Fettlebererkrankung“ oder NAFLD = non-alcoholic fatty liver disease), kurz: von einer **nicht-alkoholischen Fettleber**.
Hier spielt in erster Linie eine Kombination aus einer zu kohlenhydratreichen, fettigen Ernährung und Bewegungsmangel die entscheidende Rolle. Entzündet sich diese nicht-alkoholische Fettleber, entwickelt sich eine nicht-alkoholische Steatohepatitis, kurz NASH.

der Regel wieder zur früheren Größe ausgewachsen. Beeindruckend, oder?

Zwischen Aktivismus und Überforderung

Die Leber als Schaltstelle versucht, den Organismus, aber auch sich selbst vor einem dauerhaft erhöhten Blutzuckerspiegel zu schützen. Normalerweise nimmt sie einen großen Teil des Zuckers auf und lagert ihn in ihren Depots als sogenannten Speicherzucker (Glykogen) ein. Das hat den Vorteil, dass der Blutzuckerspiegel bei Bedarf immer aufrechterhalten werden kann. (Zuckerspeicher gibt es übrigens auch in den Muskelzellen – die aber sind nicht zur Blutzuckerregulation bestimmt, sondern um genügend Energie für körperliche Aktivitäten bereitzustellen).

Essen wir allerdings ständig zu viel Zucker, wird also die Leber mit Glukose überversorgt, verwandelt sie den überschüssigen Zucker in Fett und speichert es in ihren Fettdepots. Die Leber schwillt an und verfettet. Das funktioniert lange gut und in der Regel sogar unbemerkt, irgendwann aber bleibt ihre Produktivität auf der Strecke. Eine ihrer wichtigsten Aufgaben, den Zuckerstoffwechsel im Blut fein auszutarieren und zu regulieren, kann sie nicht mehr vollständig erfüllen – entsprechend steigen Zucker- und Insulinspiegel an.

Die Leber stößt an ihre Grenzen und wendet einen weiteren Trick an: Sie senkt ihre Empfindlichkeit gegenüber dem Masthormon Insulin – sie wird also insulinunempfindlich – und verweigert damit die Aufnahme von noch mehr Zucker, was in der Folge zu einem höheren Blutzucker führt. Auch das Bauchfett trägt zur Insulinunempfindlichkeit der Leber bei, indem es Botenstoffe aussendet, die ebenfalls die Insulinrezeptoren im Körper weniger empfindlich machen. Eine fatale Entwicklung, denn nun zirkuliert immer mehr Zucker im Blut.

1,5 Liter

So viel Blut fließt pro Minute durch unsere Leber. Dabei zirkuliert unser gesamtes Blutvolumen 350- bis 500-mal am Tag durch die Leber und wird gefiltert.

Stille Resignation – Risiko Diabetes

Anfänglich reagiert darauf die Bauchspeicheldrüse: Sie schüttet zum Ausgleich noch mehr Insulin aus. Während drinnen also jemand die Tür verbarrikadiert, kommen immer mehr Schlüsseldienste, die gewaltsam das Schloss knacken wollen. Als Folge erschöpft sich die Bauchspeicheldrüse durch das hohe Arbeitsaufkommen, die zuständigen Zellen gehen zugrunde und produzieren immer weniger Insulin. Der Blutzucker steigt, ohne dass er abgebaut werden kann, und ein Typ-2-Diabetes entsteht. Expertinnen und Experten gehen davon aus, dass sich beide Probleme gegenseitig befeuern. Denn der Diabetes und seine Behandlung fördern die Einlagerung von Fett und damit das Fortschreiten der Fettleber.

Je mehr Fett im Organismus, je mehr Übergewicht wächst, desto schlechter sprechen die Fett- und Muskelzellen auf Insulin an. Dies ist nicht selten der Anfang des sogenannten metabolischen Syndroms, das sich durch starkes Übergewicht, Diabetes, Bluthochdruck und erhöhte Blutfettwerte zusammensetzt und die Gefahr für die meisten Zivilisationskrankheiten dramatisch erhöht.

Die Leber und ihre Funktionen

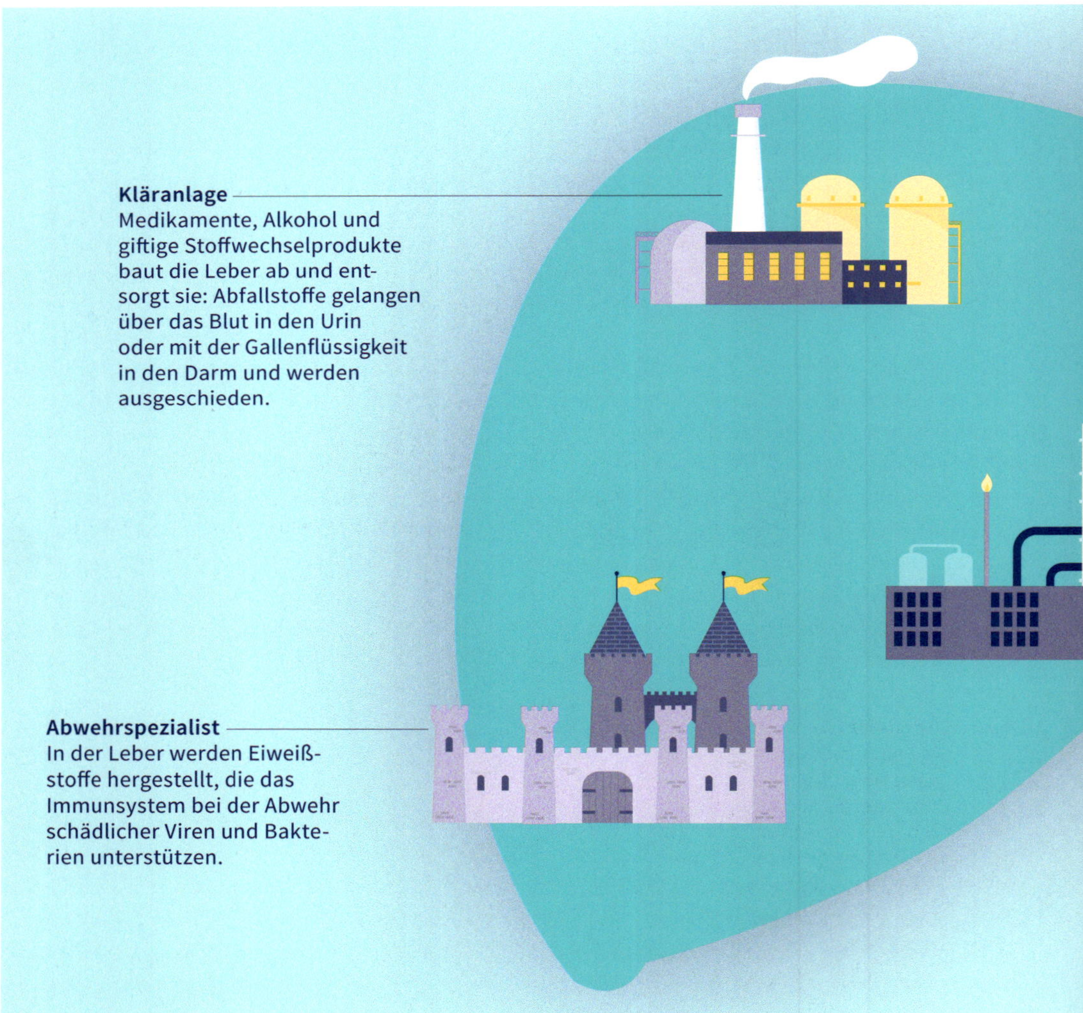

Kläranlage
Medikamente, Alkohol und giftige Stoffwechselprodukte baut die Leber ab und entsorgt sie: Abfallstoffe gelangen über das Blut in den Urin oder mit der Gallenflüssigkeit in den Darm und werden ausgeschieden.

Abwehrspezialist
In der Leber werden Eiweißstoffe hergestellt, die das Immunsystem bei der Abwehr schädlicher Viren und Bakterien unterstützen.

Eine längst überfällige Liebeserklärung an ein viel zu lange unterschätztes Organ: Richtig, die Rede ist von unserer Leber, die mit ihrer Gallensäure-Produktion gleichzeitig die größte Drüse ist, die wir haben. Nur unsere Haut und unser Darm sind größer und schwerer. Sie wiegt im Schnitt zwischen 1,4 und 1,8 Kilogramm. Die Leber liegt im rechten oberen Bauchraum, unterhalb der Lunge, und wird zum Großteil von den Rippen geschützt. Sie besteht schätzungsweise aus 200 bis 300 Milliarden Leberzellen, anatomisch gesehen aus vier Lappen (Lobus dexter, Lobus sinister, Lobus quadratus, Lobus caudatus). Jeden Tag werden über 2000 Liter Blut durch die Leber gepumpt und gefiltert. Im gesunden Zustand hat das Organ eine dunkelbraune Farbe und eine weiche, nachgebende Konsistenz.

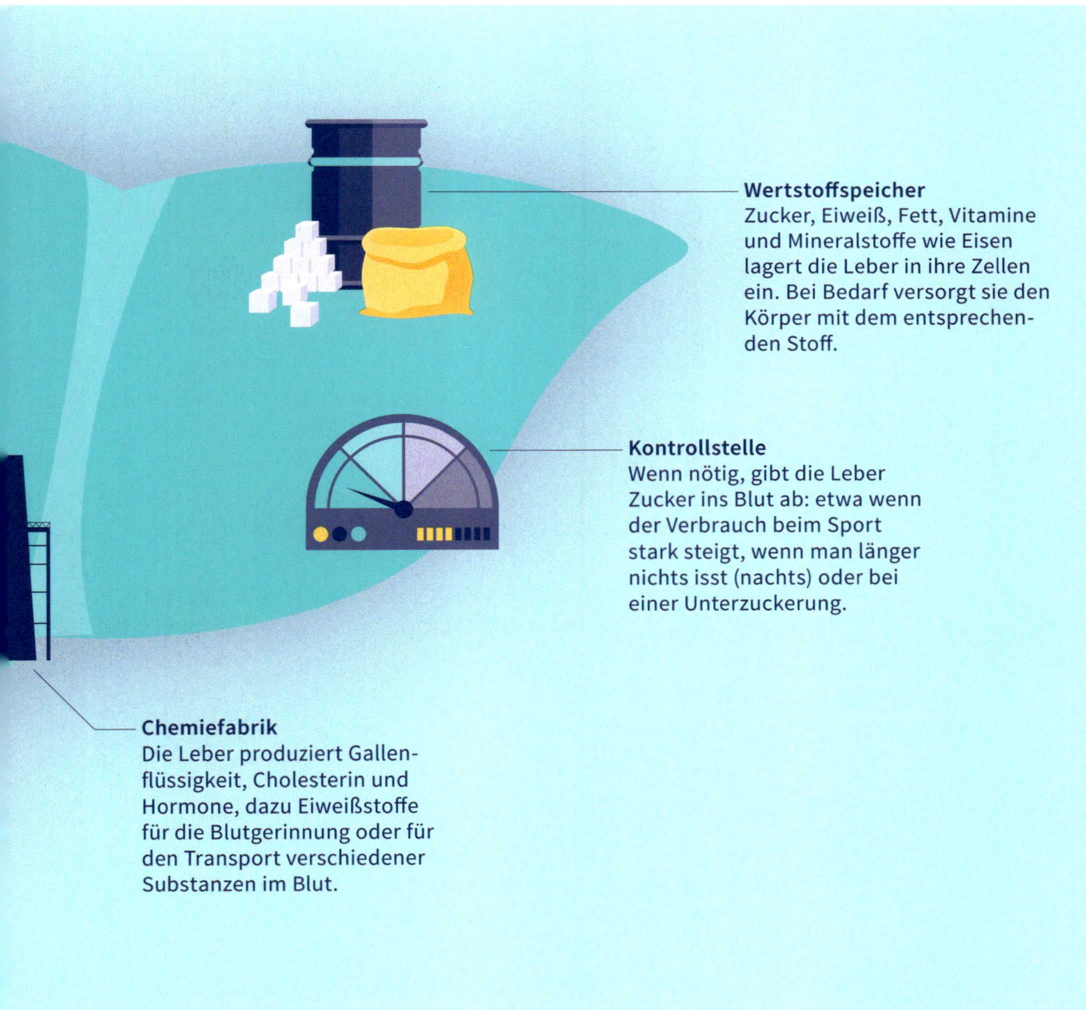

Leber am Limit – die Fettleber

Die meisten von uns schenken ihrer Leber zu wenig Aufmerksamkeit und überfordern sie. Jahrelang wurde die Fettleber als kleines „Wohlstandsproblemchen" abgetan. Heute hat sie sich buchstäblich zu einer riesigen Volkskrankheit ausgewachsen: Laut Deutscher Leberstiftung ist bereits jede vierte Person über 40 Jahren von einer **ernährungsbedingten Fettleber** betroffen. Die Dunkelziffer liegt vermutlich deutlich höher. Und die Betroffenen werden immer jünger: Auch jedes dritte übergewichtige Kind leidet unter einer verfetteten Leber. Und man weiß inzwischen, dass sie schwere Folgeerkrankungen nach sich ziehen kann. Doch woran liegt das und was können Erkrankte tun? Dazu die wichtigsten Fragen und Antworten im Überblick.

Wodurch entsteht eine nicht-alkoholische Fettleber?

Bei den meisten Menschen verfettet die Leber, weil sie sich zu wenig bewegen und ungesund ernähren mit zu vielen schlechten Fetten, zu viel Zucker oder stark verarbeiteten, einfachen Kohlenhydraten. Dann kommt es zu einer für die Gesundheit unguten Verkettung verschiedener Prozesse. Ein Übermaß an diesen ungünstigen Lebensmitteln führt zu Übergewicht und speziell zur Zunahme von Bauchfett. Wie schon eingangs dargestellt, ist dieses Fett besonders gefährlich. Der Grund: Das Fett im Bauchraum ist hormonell aktiv und in der Lage, eigenständig Botenstoffe sowie Fettsäuren freizusetzen, die indirekt den Blutdruck, die Blutfettwerte und den Blutzuckerspiegel negativ beeinflussen.

Wie verändert sich das Lebergewebe?

Eine gesunde Leber hat eine fast wässrige, elastische Konsistenz und sieht dunkelrot aus. Je mehr sie verfettet, desto größer und heller wird sie. Auch ihre Elastizität lässt nach und sie verliert immer mehr ihre Fähigkeiten, die umfangreichen Arbeiten in unserem Körper zu erledigen (siehe Seite 20). Ab einem gewissen Zeitpunkt wandern Immunzellen in die Leber und lösen entzündliche Reaktionen in ihrem Gewebe aus. Das führt direkt vor Ort zu Vernarbungen und Verhärtungen der Leber sowie im ganzen Organismus zu schweren Gesundheitsproblemen. Mit der Zeit schrumpft die Leber und wird zunehmend funktionsunfähig. Das nennt sich Leberzirrhose und führt im schlimmsten Fall zum Leberkrebs.

Welche Symptome treten bei einer Fettleber auf?

Alle Lebererkrankungen haben eine Gemeinsamkeit: Sie bleiben lange unbemerkt. Der Grund: Da nur die Kapsel um die Leber sensible Nervenenden enthält, spürt man Schmerzen erst spät. Erkrankte fühlen sich oft erst müde und abgeschlagen oder spüren ein Druckgefühl im Oberbauch, wenn die Leber bereits stark verfettet und vergrößert ist. Nicht selten ist eine Fettleber-Diagnose auch ein Zufallsbefund und fällt nur beim Abtasten des Bauches auf oder beim Ultraschall, weil ein anderes Organ untersucht wird.

Wer entwickelt häufig eine nicht-alkoholische Fettleber?

Theoretisch können alle Menschen, die sich ungesund ernähren und kaum bewegen, an einer nicht-alkoholischen Fettleber erkranken. Selbst dünne Menschen, die trotzdem viel inneres Bauchfett besitzen, sind vor dem Leberleiden nicht gefeit (siehe Seite 12). Das aber ist eher eine Ausnahme. Akut gefährdet sind dagegen Personen mit starkem Übergewicht, erkennbar auch an einem großen Bauchumfang (siehe dazu auch Seite 12). Menschen mit Typ-2-Diabetes haben ebenfalls ein höheres Risiko, eine NAFLD zu entwickeln, gleichzeitig erhöht eine nicht-alkoholische Fettleber auch das Risiko, an Typ-2-Diabetes zu erkranken (mehr zum Thema Diabetes ab Seite 26).

Schrumpforgan: der Weg von der Fettleber zur Leberzirrhose

Auch wenn unsere Leber viel einstecken kann: Ihr Gewebe leidet unter einem ungesunden Lebensstil. Langfristig steigt das Risiko für gefährliche Erkrankungen. Die genannten Leberfeinde führen zu einer inneren Verfettung und einem Wachstum der Leber. Über die Jahre lagern so bis zu mehr als zwei Drittel aller Leberzellen pures Fett ein. Ihren eigentlichen vielfältigen Stoffwechselaufgaben kann die Leber immer weniger nachkommen. Aber: Zu diesem Zeitpunkt kann durch eine Verän-

Von der Fettleber zur Fitleber

- Essen Sie möglichst viel Gemüse und reduzieren Sie Zucker sowie einfache Kohlenhydrate aus Weißmehl.
- Kommen Sie in Bewegung, denn regelmäßige körperliche Aktivität hat viele Vorteile: Bereits nach 30 Minuten werden die Fettzellen in der Leber angezapft und schrumpfen (mehr dazu ab Seite 38).

derung der Lebensgewohnheiten das Rad zurückgedreht werden. Eine Verfettung und Entzündung kann nicht nur gestoppt, sondern auch wieder rückgängig gemacht werden!

Schreitet die Entzündung dagegen weiter fort, verhärtet das Lebergewebe immer mehr und wird durch knotiges, narbiges Bindegewebe ersetzt. Es kommt zu einer Leberzirrhose. Im Gegensatz zur wachsenden Fettleber schrumpft das von einer Zirrhose betroffene Organ. Es verliert Stück für Stück seine Leistungsfähigkeit. Das Risiko von Leberkrebs steigt stark an. Versagt die Leber vollständig, ist die letzte Rettung nur noch eine Lebertransplantation.

Begünstigt auch das Fett in der Nahrung eine Fettleber?

Ja und nein. Eine hohe Zufuhr an tierischen Fetten steigert tatsächlich das Risiko einer Fettleber. Auch die sogenannten Transfettsäuren erhöhen die Gefahr. Diese entstehen beim industriellen Erhitzen und Härten von Fetten und kommen in großen Mengen in Back- und Frittierwaren vor. Besonders gefährlich ist die Kombination aus „schlechten" Fetten und einfachen, kurzkettigen Kohlenhydraten, etwa wie bei der Kombi Bratwurst im Brötchen.

Hochwertige ungesättigte pflanzliche Fette und Öle sind dagegen kein Problem, dazu zählen zum Beispiel gutes Oliven-, Raps- oder Leinöl.

WAS DAS FETT IN UNSERER LEBER ANRICHTET

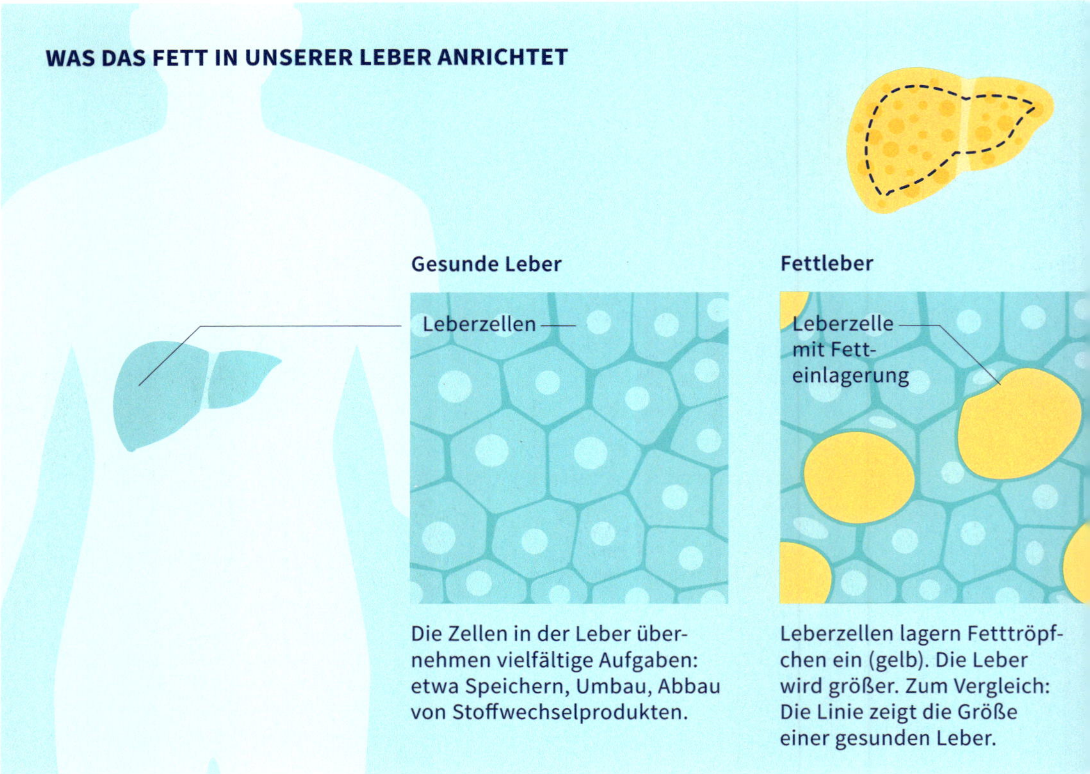

Die Zellen in der Leber übernehmen vielfältige Aufgaben: etwa Speichern, Umbau, Abbau von Stoffwechselprodukten.

Leberzellen lagern Fetttröpfchen ein (gelb). Die Leber wird größer. Zum Vergleich: Die Linie zeigt die Größe einer gesunden Leber.

Was haben Kohlenhydrate mit einer Fettleber zu tun?

Neben zu vielen tierischen Fetten führt auch ein Übermaß an Lebensmitteln mit einfachen, kurzkettigen Kohlenhydraten zu einer Fettleber. Damit sind zuckrige Softdrinks wie Limonaden, Süßigkeiten sowie Brot, Kuchen und Gebäck aus Weißmehl gemeint. Auch Nudeln und Reis bestehen aus diesen unguten Kohlenhydraten. Essen Sie davon zu viel, kommt es im Körper zu einer ungesunden Verkettung von Prozessen.

Unser Organismus verstoffwechselt Kohlenhydrate auf eine sehr spezielle Art und Weise. Kohlenhydrate werden im Dünndarm zu Glukose, also Traubenzucker, umgebaut. Er dient uns als wichtiger Energielieferant. Zu große Mengen aber werden als Fett in den Körperzellen deponiert, auch in der Leber. Denn einfache Kohlenhydrate lassen den Blutzucker schnell ansteigen – übrigens am schnellsten, wenn sie in Getränken aufgelöst ungebremst ins Blut strömen.

Das wiederum führt dazu, dass Insulin ausgeschüttet wird. Es schleust nicht nur Zucker in die Zellen, sondern bunkert den überschüssigen Zucker in Form von Leber- und Bauchfett. Insulin ist also auch ein Masthormon. Empfehlenswerter sind deshalb komplexe Kohlenhydrate, wie sie in Gemüse und Vollkornprodukten vorkommen.

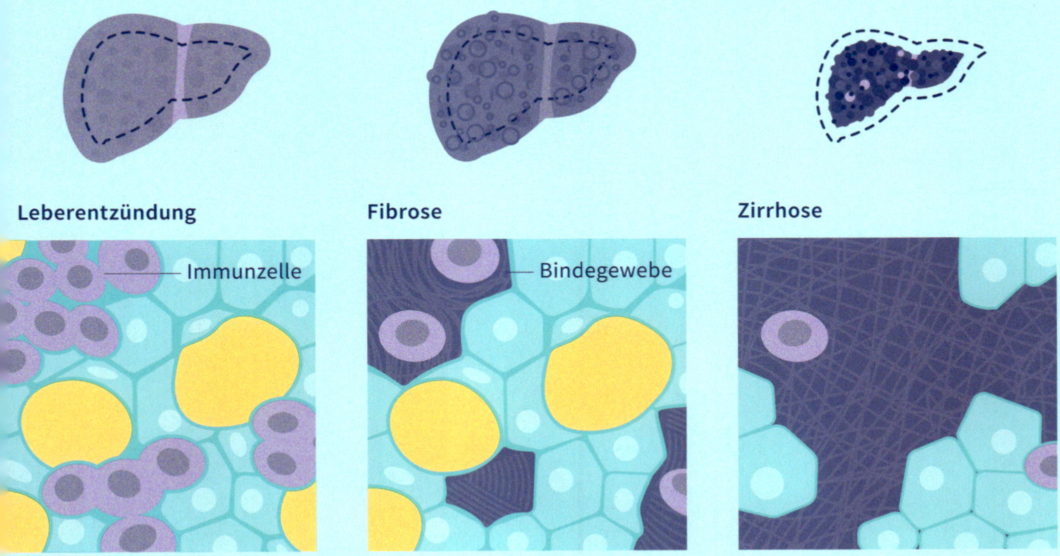

Leberentzündung: Immunzellen (blau) wandern ein. Das Lebergewebe entzündet sich.

Fibrose: Unbehandelt führt die Entzündung zu vermehrter Bildung von Bindegewebe.

Zirrhose: Das Gewebe vernarbt. Es gibt kaum noch funktionstüchtige Zellen. Die Leber schrumpft. Das Risiko für Leberkrebs steigt.

WIE DER ZUCKER IN DIE ZELLEN KOMMT

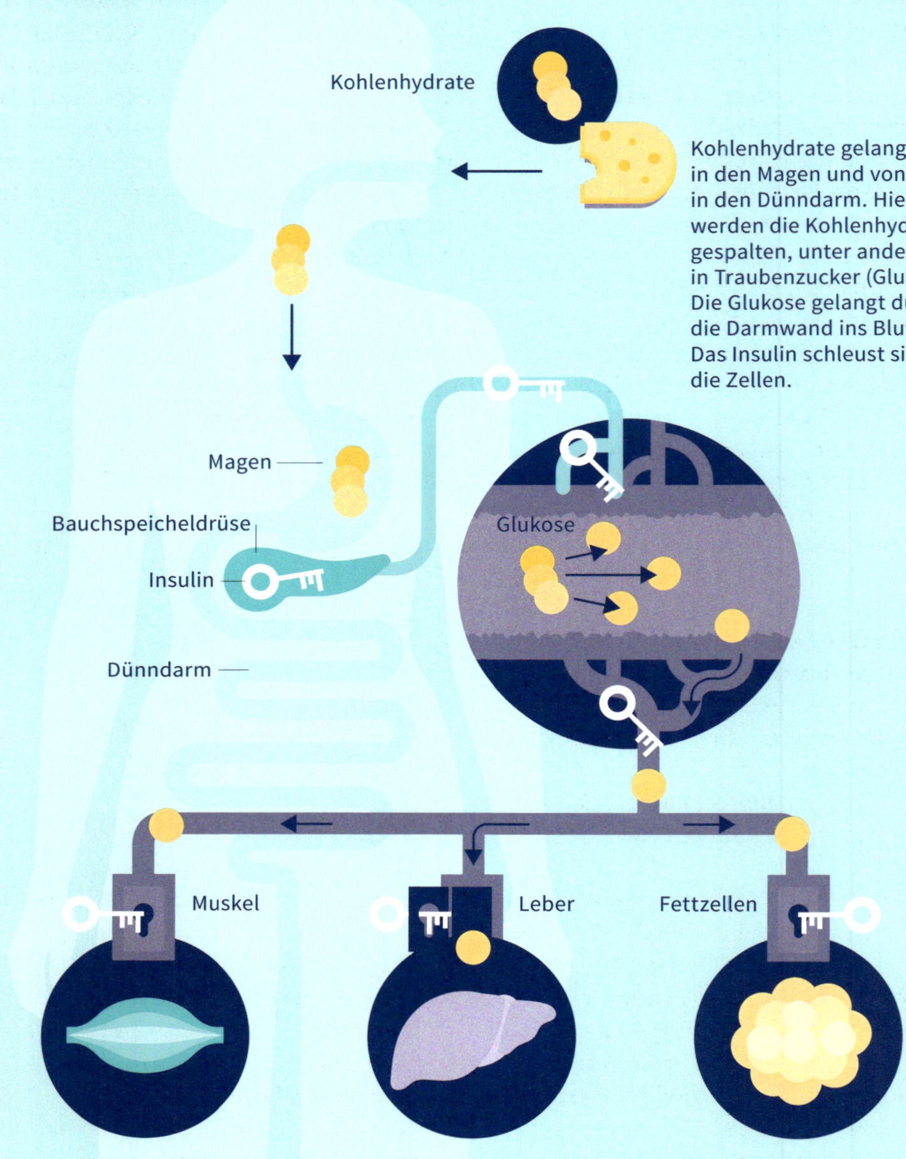

Kohlenhydrate gelangen in den Magen und von dort in den Dünndarm. Hier werden die Kohlenhydrate gespalten, unter anderem in Traubenzucker (Glukose). Die Glukose gelangt durch die Darmwand ins Blut. Das Insulin schleust sie in die Zellen.

Glukose, die nicht sofort benötigt wird, speichern Leber und Muskeln als Depotzucker (Glykogen). Bei Bedarf, zum Beispiel beim Sport, wird aus diesen Depots Glukose abgerufen.

Insulin befördert Glukose auch in die Fettzellen und ist am Fett- und Eiweißaufbau beteiligt.

Warum ist Obst zum Abbau einer Fettleber ungeeignet?

In Obst steckt Fruchtzucker. Je süßer die Früchte, desto mehr ist davon enthalten. Die Fruktose (und im Übrigen auch Alkohol) wird im Gegensatz zu anderen Zuckerarten direkt in der Leber um- und abgebaut und dadurch „insulinunabhängig“ verstoffwechselt. Das galt lange als großes Plus: Fruktose hatte das Image, ein „gesünderer“ Zucker zu sein.

Heute ist klar, dass Fruchtzucker zu den Hauptauslösern der Fettleber gehört. Daher eignen sich alle Lebensmittel, die Fruchtzucker enthalten, wie Früchte oder viele industriell hergestellten Lebensmittel, nicht zur „Therapie“ einer Fettleber. Süßes Obst und vor allem die entsprechenden Fruchtsäfte sollten Sie bitte nur in Maßen genießen. Mehr dazu erfahren Sie unter „Lieber nicht: Limonade und Saft“ ab Seite 44.

Was hat die nicht-alkoholische Fettleber mit der Zuckerkrankheit zu tun?

Wie schon im letzten Kapitel erwähnt, erkranken Menschen, die eine Fettleber haben, überdurchschnittlich oft an Typ-2-Diabetes. Umgekehrt leiden Diabetes-Erkrankte sehr häufig an einer verfetteten Leber.

Fettleber oder Diabetes – was war zuerst da? Abschließend geklärt ist diese Frage noch nicht. Klar ist aber, dass eine verfettete Leber ein starkes Indiz für eine bereits vorhandene oder sich entwickelnde Typ-2-Diabetes-Erkrankung sein kann. Gleichzeitig diagnostizieren Ärztinnen und Ärzte bei 70 bis 75 Prozent ihrer Diabetes-Patienten eine Fettleber. Die Ursache liegt an der engen Verbindung zwischen der Leber, dem Hormon Insulin und unserem Stoffwechsel.

Können auch Medikamente zur Bildung einer Fettleber beitragen?

Viele Wirkstoffe werden in unserer Entgiftungszentrale abgebaut. Dazu zählen bestimmte Antidepressiva, Rheumamittel, Cholesterinsenker, Antibiotika und Pilzmittel sowie Paracetamol, Östrogen und Cortison. Unter Umständen und in höheren Dosen kann das die Leber belasten. Dennoch sind viele Menschen ein Leben lang auf die Einnahme angewiesen. Deshalb bitte die Mittel niemals eigenhändig absetzen! Sofern Sie leberschädliche Medikamente einnehmen, wird Ihre Hausärztin oder Ihr Hausarzt Ihre Leberfunktion überwachen und Ihnen bei Problemen ein anderes Arzneimittel verschreiben. Wenn Sie dennoch besorgt sind, sprechen Sie Ihre Ärztin oder Ihren Arzt darauf an.

Gibt es Medikamente gegen die Fettleber?

Es gibt bisher noch kein zugelassenes Medikament, das gegen eine Fettleber verordnet werden kann. Im Rahmen einer Typ-2-Diabetes-Behandlung werden zwar sogenannte blutzuckersenkende SGLT2-Hemmer und GLP-1-Analoga verschrieben, die sich beide positiv auf erhöhte Leberwerte auswirken, aber nicht zur ausschließlichen Behandlung einer Fettleber verschrieben werden. Zum Glück haben Sie die Heilung Ihrer Leber lange selbst in der Hand. Sogar in einem fortgeschrittenen Stadium können Sie durch einen Verzicht auf hochverarbeitete Kohlenhydrate, tierische Fette und Alkohol sowie mit mehr Bewegung eine Fettleber in eine Fitleber verwandeln.

Alkohol – für immer tabu?

Verführerisch tanzt die karibische Schönheit mit einem Glas Rum im Sand. Bestens gelaunt stoßen Nachbarn mit einem Schnaps an. Jahrelang hat die Werbeindustrie an einem positiven Image von Alkohol gearbeitet – und den Konsum mit guten Gefühlen verknüpft. Mit Erfolg. Im europäischen Vergleich belegte Deutschland 2019 mit 12,8 Litern reinem Alkohol den fünften Platz im Pro-Kopf-Verbrauch! Zum Vergleich: Der durchschnittliche Pro-Kopf-Konsum in Europa betrug 9,5 Liter. Für die Gesundheit sollte die Devise lauten: Weniger ist mehr! Das gilt lebertechnisch nicht nur für Zucker, sondern auch für Bier, Wein und Schnaps. Mit diesen Tricks lässt sich der Vorsatz im Alltag leicht umsetzen.

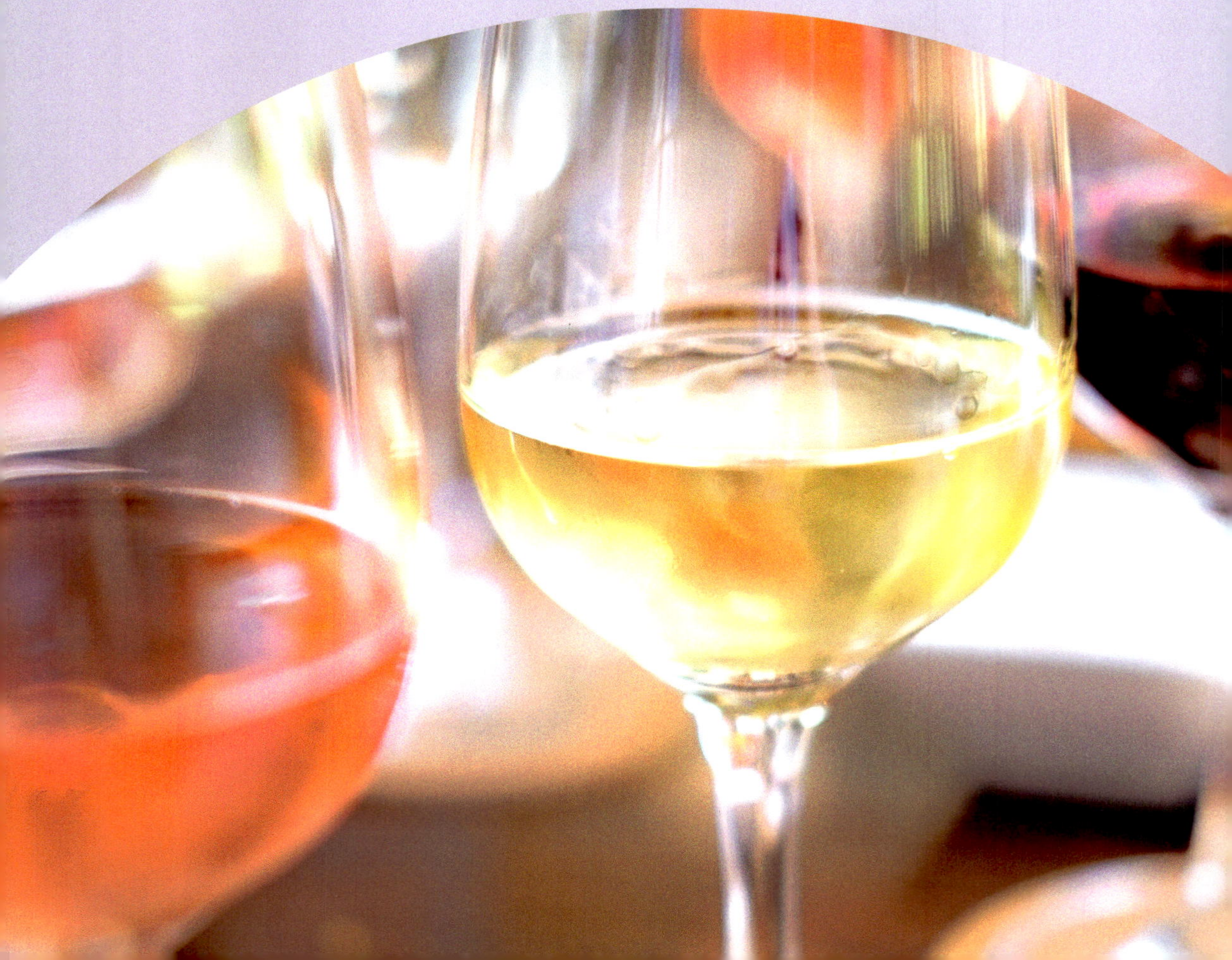

Buch führen

Dokumentieren Sie eine Woche lang ganz penibel und ehrlich in einem Notizbuch Ihren Alkoholkonsum. Wie oft trinken Sie? Was trinken Sie und wie viel? Achten Sie auch auf die inneren und äußeren Umstände, also in welchen Situationen Sie Alkohol trinken. Schreiben Sie auch auf, wie es Ihnen vorher und nachher ging. Und ob Sie Besuch hatten, auf einem Familienfest waren oder allein zu Hause.

Bilanz ziehen

Was steht dort nach sieben Tagen, erkennen Sie ein Muster? Diese Methode hilft Ihnen nicht nur auf der Suche nach den Gründen, sondern auch bei der Umsetzung von Veränderungen.

Vertrag (mit sich selbst) schließen

Überlegen Sie, wo und wann Sie das Glas Wein reduzieren oder ganz weglassen können. Sie können mit sich selbst vereinbaren, zu Anfang zum Beispiel nur noch jeden zweiten Tag ein Glas zu trinken. Lassen Sie die Flasche dann nicht in Griffweite stehen, sondern bringen Sie sie außer Sichtweite. Steigern Sie die abstinenten Tage Woche für Woche. Sie greifen abends beim Fernsehen aus Gewohnheit zur Flasche Bier? Verändern Sie Routinen. Gehen Sie eine Runde spazieren oder spielen Sie eine Runde Karten. Wem auch das ohne ein Bier schwerfällt, der kann auch am Alkoholgehalt arbeiten. Sprich: Greifen Sie doch zur Saftschorle oder zum alkoholfreien Bier.

Gewinn ermitteln

Am Ball bleibt man nur, wenn man vom Spiel überzeugt ist. Fokussieren Sie sich auf das, was Sie durch das Reduzieren oder den Verzicht auf Alkohol gewinnen. Ihrer Leber tut jeder Tropfen weniger gut! Bei konsequentem Verzicht ist sogar die Chance groß, dass sich Ihre Fettleber vollständig zurückbildet. Seien Sie gleichzeitig nicht zu hart und streng mit sich selbst. Entscheidend ist: Alkohol sollte die Ausnahme und nicht die Regel sein.

Leber-Check: Probleme frühzeitig erkennen

Auch wenn die Blutwerte der Leberenzyme nicht die sichersten Erkenntnisse liefern, können sie sehr motivierend sein, die Lebensumstände zu ändern. Denn eine ausgewogene Ernährung und regelmäßige Bewegung lassen die Werte rasch sinken.

Leberprobleme bleiben oft und lange unentdeckt. Bestimmte Risikofaktoren jedoch lassen Ärzte und Ärztinnen in puncto Leber hellhörig werden. Dazu zählen etwa Übergewicht, vor allem verbunden mit einem großen Bauchumfang, ein bereits bestehender Diabetes Typ 2 oder wenn jemand viel Alkohol trinkt (siehe Seiten 11 und 12).

Auch eine bereits bekannte Lebererkrankung, eine Hepatitis oder Probleme mit der Gallenblase oder den Gallenwegen sowie die langfristige Einnahme bestimmter Medikamente ziehen in der Regel engmaschige Leberkontrollen nach sich. So wird der Zustand der Leber regelmäßig mit Blutuntersuchungen und Ultraschall überprüft. Nicht selten fällt eine vergrößerte Leber aber erst im Zuge einer anderen Untersuchung auf, zum Beispiel beim Gesundheitscheck oder beim Ultraschall anderer Organe.

Was das Blut über Ihre Leber verrät

Werden Leberzellen geschädigt, setzen sie vermehrt bestimmte Eiweiße (sogenannte Leberenzyme) ins Blut frei. Drei dieser Eiweiße können Anhaltspunkte für eine Lebererkrankung sein. Dann tauchen folgende Abkürzungen im Laborbericht auf:

- **Alanin-Aminotransferase** (**ALT** oder ALAT), anderer Name: Glutamat-Pyruvat-Transaminase (**GPT**)
- **Aspartat-Aminotransferase** (**AST** oder ASAT), anderer Name: Glutamat-Oxalacetat-Transaminase (GOT)
- **Gamma-Glutamyl-Transferase** (**GGT** oder γ-GTP).

Der Gallenfarbstoff Bilirubin wird oft als weitere Lebersubstanz im Labor gemessen. Erhöhte Werte sind ein Alarmsignal.

Normalwerte im Überblick

ALT: Frauen: bis 35 U/l, Männer: bis 50 U/l

AST: Frauen: bis 35 U/l, Männer: bis 50 U/l

GGT: Frauen: bis 40 U/l, Männer: bis 60 U/l*

*Abhängig vom Labor können die Werte abweichen.

Ihre Werte werden in Units pro Liter Blutserum gemessen, kurz U/l. Die Normalwerte von Männern liegen höher als bei Frauen (siehe oben).

Auf weitere Spurensuche

Die Leberwerte sind jedoch nur bedingt aussagekräftig. Denn oft ist der Blutspiegel dieser Eiweiße erst erhöht, wenn die Leber bereits entzündet ist. Aber auch umgekehrt verrät sich eine entzündete Leber nicht grundsätzlich sofort durch schlechte Blutwerte. Über den Zustand der Leber sagen erhöhte Werte zudem nicht viel aus. Deswegen sind im Verdachtsfall weitere Untersuchungen notwendig und zwar:

- **Ultraschall und Elastografie:** Mithilfe der Sonografie, also einer Ultraschalluntersuchung, lässt sich die Leber gut erkennen. Eine Verfettung fällt allerdings erst auf, wenn der Fettgehalt bereits bei zehn bis 20 Prozent

Schlechte Werte durch Viren und Bakterien

Nicht selten steckt hinter den schlechten Leberwerten auch eine durch Bakterien oder Viren ausgelöste Leberentzündung. Die Übertragung kann zum Teil viele Jahre zurückliegen. Besonders Ältere können, ohne es zu wissen, unter Hepatitis B oder C leiden, da das Blut erst seit 1970 beziehungsweise 1990 auf diese beiden Viren untersucht werden kann. Wer in den Nachkriegsjahren geboren ist, vor 1970 operiert wurde oder in diesem Zeitraum eine Bluttransfusion erhalten hat, hat ein höheres Risiko. Spenderblut wird erst seit 1992 auf Hepatitis C getestet. Hepatitis A wird dagegen vor allem in warmen Ländern mit niedrigem Hygienestandard über Wasser und Lebensmittel übertragen. Oft sind es Obst, Gemüse, Eis oder Muscheln. Hepatitis A klingt in der Regel von allein ab. Nach einer Infektion kann man sich nicht erneut anstecken, man ist immun.
Gehören Sie zu der oben genannten Risikogruppe, informieren Sie Ihre Ärztin oder Ihren Arzt. Hepatitis A, B und C werden durch eine Blutuntersuchung diagnostiziert. Der beste Schutz gegen A und B ist eine Impfung, für C gibt es diese nicht. Während Hepatitis A in der Regel von allein abheilt und nicht chronisch wird, müssen B und C medikamentös behandelt werden. Die Vermehrung von Viren kann bei Hepatitis B blockiert werden. Für Hepatitis C stehen seit einiger Zeit gut verträgliche Medikamente zur Verfügung, sodass die Entzündung vollständig ausheilen kann.

liegt. Von einer Fettleber spricht man aber bereits ab einem Leber-Fettgehalt von fünf Prozent. Genauer ist die Untersuchung per Elastografie, bei der die Steifheit der Leber gemessen wird. Dieses spezielle Ultraschallverfahren bestimmt den Fett- und Bindegewebsanteil der Leber und diagnostiziert somit sicher eine Fettleber.

- **Fettleber-Index (FLI):** Weiteren Aufschluss über den Zustand der Leber gibt der sogenannte Fettleber-Index. Seine Abkürzung FLI steht für „Fatty Liver Index“. Sie finden FLI-Rechner kostenlos im Internet. Zum Berechnen benötigen Sie Angaben wie Gewicht, Größe, Bauchumfang und die Laborwerte Triglyceride und GGT. Der Wert sollte im Idealfall unter 30 liegen. Ein Ergebnis über 60 deutet mit hoher Wahrscheinlichkeit auf eine Fettleber hin.

- **Biopsie:** Die sicherste Diagnose bietet eine Gewebeprobe. Diese eignet sich aber nicht als Routine-Untersuchung und steht erst am Ende aller anderen Untersuchungen, etwa, um das Ausmaß einer Leberzirrhose oder eines Leberkrebses festzustellen.

Das übernimmt die Krankenkasse

Ratsam ist es, einen regelmäßigen Gesundheitscheck in Ihrer Hausarztpraxis machen zu lassen. Dieser ist für gesetzlich Versicherte ab 35 Jahren alle drei Jahre kostenlos. Der Check dient der Früherkennung insbesondere von Herz-Kreislauf-Erkrankungen, Nierenerkrankungen und Diabetes mellitus. Die wichtigsten Parameter, um herauszufinden, ob man ungesund dick ist, sind dabei erhöhte Blutzuckerwerte, Bluthochdruck, niedrige HDL-Cholesterin-Werte und hohe Triglyceride. Das sind Blutfette, die ein Risiko für Gefäßverkalkung (Arteriosklerose) anzeigen.

DAS MACHT DIE LEBER KRANK

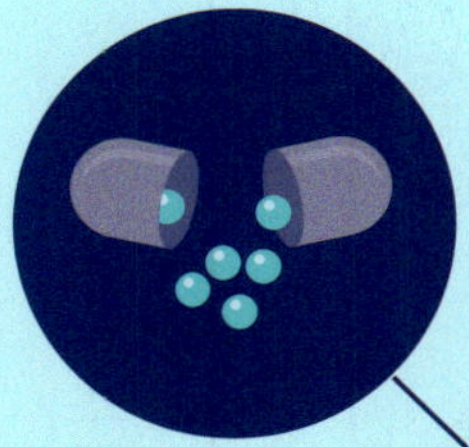

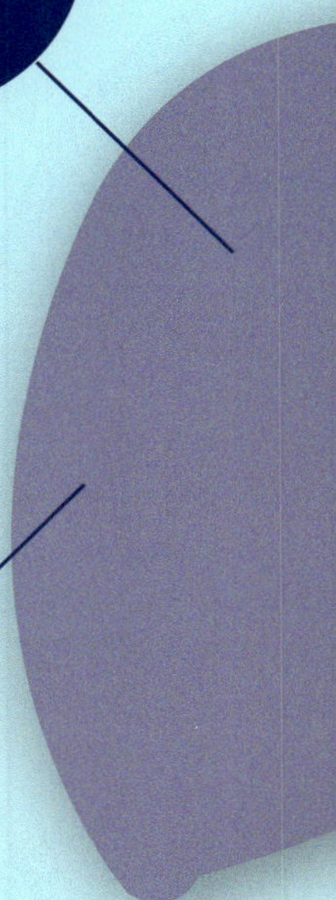

Medikamente
Viele Wirkstoffe werden in der Leber abgebaut. Manche von ihnen können das Organ schädigen, zum Beispiel eine Überdosis Paracetamol.

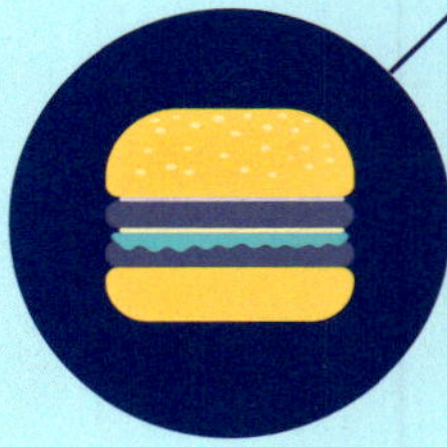

Ungesunde Fette
Enthält die Nahrung zu viel davon, kann die Leber sie nicht vollständig verarbeiten und speichert sie. Besser, auch für die Galle, sind Omega-3-Fettsäuren aus pflanzlichen Ölen.

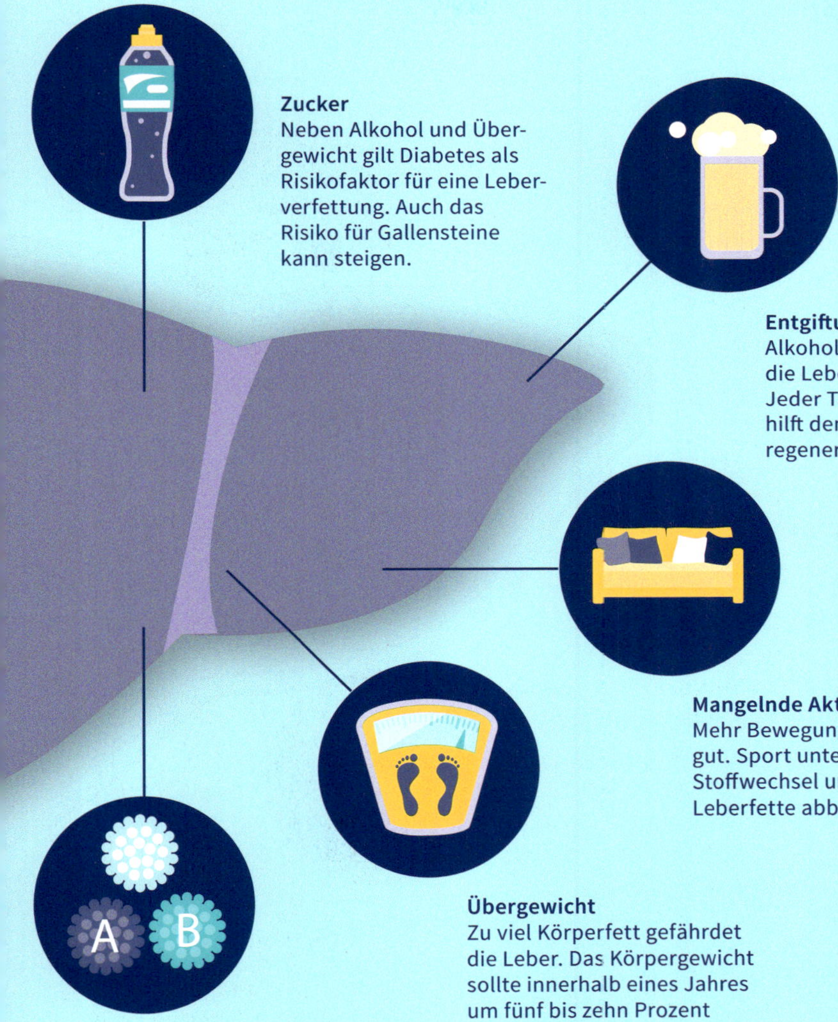

Zucker
Neben Alkohol und Übergewicht gilt Diabetes als Risikofaktor für eine Leberverfettung. Auch das Risiko für Gallensteine kann steigen.

Entgiftung
Alkohol abzubauen ist für die Leber eine Belastung. Jeder Tag Abstinenz hilft dem Organ, sich zu regenerieren.

Mangelnde Aktivität
Mehr Bewegung tut der Leber gut. Sport unterstützt den Stoffwechsel und kann die Leberfette abbauen.

Übergewicht
Zu viel Körperfett gefährdet die Leber. Das Körpergewicht sollte innerhalb eines Jahres um fünf bis zehn Prozent reduziert werden.

Infektionen
Hepatitis- und viele andere Viren können eine Leberentzündung verursachen. Eine Impfung gibt es gegen Hepatitis A und B.

Liebe Leber, wie geht's dir?

Muten Sie Ihrer Stoffwechselzentrale zu viel zu? Haben Sie unbekannte Risikofaktoren, die Ihrer Leber schaden? Machen Sie den Test und beantworten Sie die folgenden Fragen. Zählen Sie anschließend die Antworten zusammen. Die Auswertung finden Sie auf der nächsten Seite.

Wie alt sind Sie?

Bis 39 Jahre 0
40 bis 59 Jahre 2
60 Jahre und älter 4

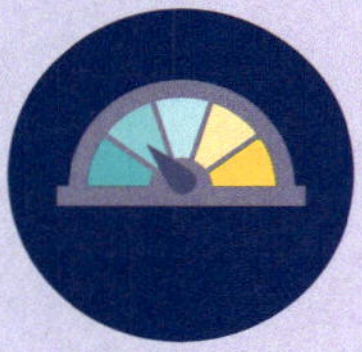

Was ist Ihr Body-Mass-Index?

(BMI = Gewicht geteilt durch Körpergröße in m im Quadrat)

Ihr Gewicht .... kg
Ihre Körpergröße .... in m

$$\text{BMI} = \frac{\text{Körpergewicht}}{(\text{Körpergröße})^2}$$

BMI 20–25 0
BMI 25–30 2
BMI 30–40 4
BMI über 40 8

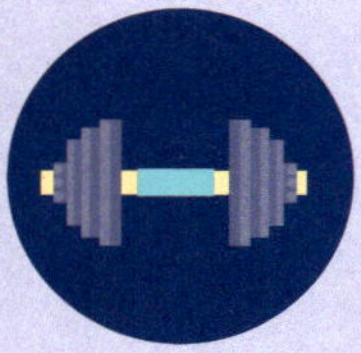

Treiben Sie Sport?

Regelmäßig 0
Wenig 0
Gar kein Sport 2

Essen Sie Gemüse, Salat und Obst?

Ja, täglich 0
Mehrmals pro Woche 0,5
Ganz selten 1

Essen Sie viel fettes Essen?

Selten 0
Mehrmals pro Woche 0,5
Täglich 1

Haben Sie mit giftigen Stoffen oder Gasen zu tun?

Nein 0
Gelegentlich 1
Ja, regelmäßig und häufig 3

Trinken Sie Alkohol?

Nein / Sehr selten 0
Zum Essen ein Glas Bier oder Wein 1
Nicht nur zum Essen, sondern gerne mal Bier oder Wein am Abend 4
Regelmäßig Bier, Wein und auch hochprozentigen Alkohol 10

Rauchen Sie?

Nein 0
Gelegentlich 1
Ja, regelmäßig und häufig ... 3

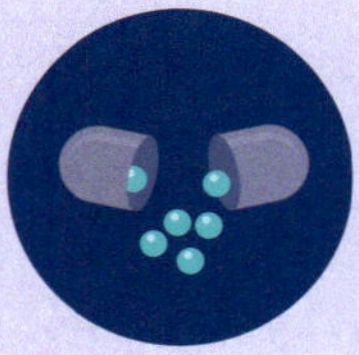

Nehmen Sie Medikamente?

Nein / Nur sehr selten bei Grippe / Kopfschmerzen 0
Ja, regelmäßig seit weniger als 5 Jahren 1
Ja, regelmäßig seit mehr als 5 Jahren 2
Ja, regelmäßig ein leberbelastendes Medikament .. 3

Haben Sie schon einmal Drogen konsumiert?

Nein 0
Ja, weiche Drogen (z.B. Haschisch) 2
Ja, harte Drogen (z.B. Kokain, Heroin) 8

Haben Sie ein Piercing oder Tattoo?

Nein 0
Ja, es wurde unter hygienischen Bedingungen gearbeitet 1
Ja, ich weiß nicht, ob die Umstände hygienisch waren 2

Bekamen Sie vor 1992 Bluttransfusionen?

Nein 0
Ich weiß nicht 2
Ja 6

Sind Sie gegen Hepatitis A und B geimpft?

Ja 0
Ich weiß nicht 1
Nein 2

Reisen Sie viel ins Ausland (vor allem Asien, Afrika, Mittelamerika)?

Nein 0
Gelegentlich 1
Ja, häufig 2

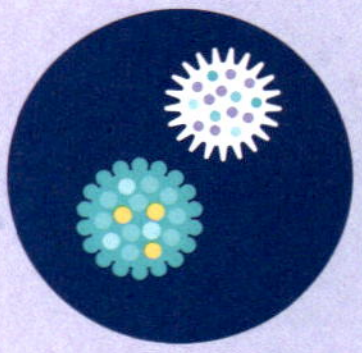

Sind oder waren Sie beruflich Infektionsrisiken mit Virushepatitis ausgesetzt?

Nein 0
Ja 1

Welche der folgenden Aussagen trifft oder traf in der Vergangenheit zu?

Ich habe nur geschützten Geschlechtsverkehr (Kondom) 0
Ungeschützter Verkehr mit wenig wechselnden Partnern 1
Ungeschützter Verkehr mit häufig wechselnden Partnern 3

Haben Sie in letzter Zeit deutliche Gewichtsveränderungen bemerkt?

Nein, mein Gewicht ist stabil oder das Gewicht wurde bewusst reduziert (z.B. Diät) 0
Ja, ich habe deutlich an Gewicht zugenommen 2
Ja, ich habe deutlich an Gewicht verloren 4

Haben Sie ein Druckgefühl im rechten Oberbauch?

Nein oder nur selten 0
Oft 1
Ständig 2

Haben Sie schon einmal eine Gelbfärbung der Augen oder Haut bemerkt (Gelbsucht)?

Nein 0
In der Vergangenheit 2
Manchmal 4
Ja, dauerhaft 8

Leiden Sie an Diabetes?

Nein 0
Ja 5

Haben Sie folgende Symptome schon einmal bemerkt?

- Spinnenförmige Äderchen auf der Haut
- Blut im Stuhl
- Glänzende Rötungen der Handinnenflächen
- Häufige Blähungen
- Dauerhafter und starker Juckreiz

Nein, keines dieser Symptome 0
1 Symptom 1
2 Symptome 3
Mehr als 2 Symptome 8

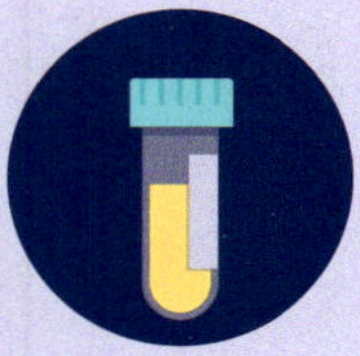

Sind Ihre Leberwerte erhöht (GPT, GOT, Gamma-GT?)

Nein 0
Ich weiß nicht 1
Ja, aber nur minimal oder kurzfristig 2
Ja, dauerhaft 8

Gibt es in Ihrer Familie Krebserkrankungen?

Nein 0
Ich weiß nicht 1
Ja 3

Sind in Ihrer Familie Lebererkrankungen bekannt?

Nein 0
Ich weiß nicht 1
Ja 4

Leber-Test: Auswertung

Bis 11 Punkte

Sie haben kein erhöhtes Risiko einer Lebererkrankung. Eine Gewähr gibt dieser Test jedoch nicht, und daher sollten Sie weiter auf Ihre Gesundheit mit Sport und gesunder Ernährung achten. Vor den Virusinfektionen Hepatitis A und B schützt eine Impfung. Vermeiden Sie außerdem belastenden Alkohol oder überflüssige Medikamente. Gerade Schmerzmittel wie etwa Paracetamol sind für die Leber ab einer bestimmten Dosis sehr schädlich. Ihre Apothekerin und Ihr Apotheker informieren Sie über leberfreundlichere Alternativen.

12 bis 26 Punkte

Ihr Risiko ist gering bis mäßig. Lassen Sie trotzdem regelmäßig Ihre Leberwerte Gamma-GT, GOT und GPT überprüfen. Denn die Leber meldet sich nur mit unklaren Beschwerden, etwa Müdigkeit oder einem Druckgefühl im rechten Oberbauch. Was Sie selbst tun können: Regelmäßig bewegen, das regt die Leberdurchblutung an und fördert die Entgiftung. Sport hilft auch, das Normalgewicht zu erreichen. Verzichten Sie auf Nikotin und Alkohol. Achten Sie auf eine gesunde Nahrung mit viel Gemüse, hochwertigen pflanzlichen Ölen und guten Eiweißquellen, zum Beispiel Getreide, Hülsenfrüchten und Nüssen. Falls Sie regelmäßig Medikamente einnehmen, klären Sie mit Ihrer Apothekerin, Ihrem Apotheker, Ihrer Ärztin oder Arzt, ob diese die Leber belasten und ausgetauscht werden können. Auf gar keinen Fall sollten Sie eigenmächtig Ihre Medikamente absetzen!

27 bis 54 Punkte

Sie haben ein Risiko für eine Lebererkrankung. Sie sollten eine Fachärztin oder einen Facharzt für Lebererkrankungen, eine Gastroenterolog/-in oder Hepatolog/-in, aufsuchen. Insbesondere, wenn Sie bereits typische Symptome haben, wie etwa eine Gelbsucht und/oder dauerhaft erhöhte Leberwerte. Jetzt ist wichtig: Verzichten Sie auf Alkohol, selbst in kleinen Mengen. Dies gilt auch, falls die Ursache Ihrer Leberkrankheit eine Virushepatitis ist. Alkohol wirkt bei allen Lebererkrankungen wie ein Brandbeschleuniger. Falls Sie übergewichtig sind, versuchen Sie, behutsam Ihr Gewicht zu reduzieren: Stellen Sie die Ernährung langsam um und bewegen Sie sich ausreichend.

Mehr als 55 Punkte

Achtung! Sie haben ein hohes Risiko, an einer Lebererkrankung zu leiden. Sie sollten umgehend fachärztliche Hilfe in Anspruch nehmen.

Gesünder leben – dem Bauchfett zu Leibe rücken

Um der Fettleber und den damit verbundenen möglichen Folgen zu entgehen, können Sie etwas tun! Ändern Sie Ihre Gewohnheiten und reduzieren Sie Ihr Bauchfett mit gesunder Ernährung und viel Sport. Wir zeigen Ihnen, wie.

Lassen Sie den Urlaub in Ihre Küche

Sie fühlen sich im Urlaub am Mittelmeer immer pudelwohl? Das liegt mit großer Wahrscheinlichkeit nicht nur am schönen Wetter, sondern auch an der mediterranen Art zu kochen mit viel Gemüse und hochwertigen pflanzlichen Ölen. Denn das ist die beste Ernährung für unsere Leber. Orientieren Sie sich zudem an einem Regenbogen und achten Sie auf eine Vielfalt von Farben auf Ihrem Teller. Gönnen Sie sich täglich viel frisches und buntes Gemüse sowie zuckerarmes Obst, beispielsweise Beeren. Das sollte die Basis sein. Kombinieren Sie die knallig-bunte Vielfalt mit Vollkornprodukten sowie Nüssen und Hülsenfrüchten. So kommen Sie auf eine gute pflanzliche Eiweiß-Ausbeute, die lange satt macht. Hin und wieder ein Stück Fleisch oder Fisch aus artgerechter Haltung zu essen ist vollkommen in Ordnung (siehe Seite 52).

Auch wenn es nach einem Widerspruch klingt: Verzichten Sie nicht auf Fett, aber tauschen Sie es gegen das qualitativ hochwertigste, das Sie bekommen können. Bedeutet: Ersetzen Sie tierische, mehrfach gesättigte Fettsäuren durch gute pflanzliche Öle mit einfach und mehrfach ungesättigten Fettsäuren, wie etwa Olivenöl, Lein- oder Rapsöl, oder auch Nüsse. Ungesättigte Fettsäuren wirken sich positiv auf den Fettstoffwechsel und unser Herz-Kreislauf-System aus. Ganz meiden sollten Sie dagegen Transfettsäuren, die in den meisten Fertiggerichten, in Frittiertem wie Chips und Pommes und häufig in Industrie-Backwaren stecken.

Kommen Sie in Schwung

Keine Sorge, Sie brauchen keinen Marathon zu laufen. Aber Ihr Körper profitiert extrem von Bewegung. Denn durch regelmäßigen Ausdauersport verbessern sich alle Blutwerte, und die Fettreserven, auch in der Leber, werden gezielt angesteuert. Als Folge bildet sich die mögliche Leberverfettung Stück für Stück zurück.

Das bedarf etwas Geduld, kann aber zur vollständigen Rückbildung einer Fettleber führen! Zudem hat Bewegung einen blutzuckersenkenden Effekt – langfristig werden die Körperzellen wieder empfindlicher für Insulin. Die Folge: Auch das Risiko für Typ-2-Diabetes sinkt.

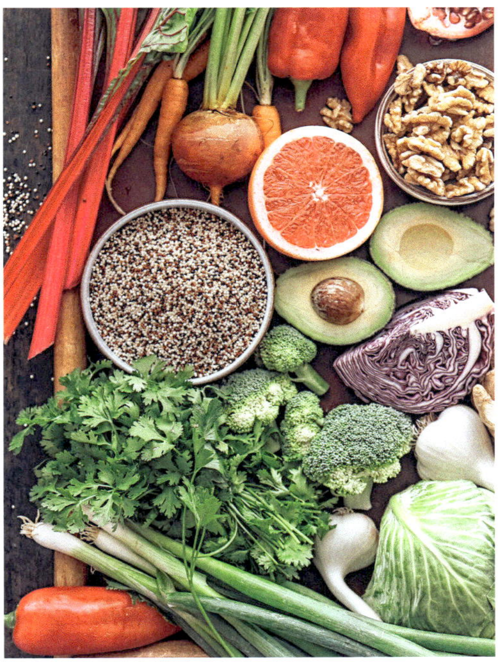

Könnte sich Ihre Leber übrigens einen Sport aussuchen, würde sie sich für Ausdauerbewegungen wie Walken, Schwimmen oder Radfahren entscheiden. Entscheidend ist, sich im Idealfall täglich 30 Minuten am Stück flott zu bewegen, und das mindestens fünfmal pro Woche. Sie dürfen ruhig ins Schwitzen geraten, sollten sich aber noch unterhalten können und nicht atemlos werden. Motto: Laufen, ohne zu schnaufen.

Verbannen Sie Zucker!

Setzen Sie auf eine zuckerarme Ernährung! Noch nehmen wir im Schnitt die vierfache Menge an Haushaltszucker zu uns, die die Weltgesundheitsorganisation (WHO) empfiehlt. Konkret sollten es maximal 25 Gramm sein, tatsächlich sind es bei den meisten locker 100 Gramm und mehr. Große Teile davon bestehen aus Fruchtzucker, der heute bereits als einer der gefährlichsten Fettleber-Produzenten gilt.

Pausieren Sie bewusst – machen Sie Ess-Pausen!

Lange galt die These, lieber fünf kleine Mahlzeiten zu essen statt des klassischen Trios Frühstück – Mittag – Abend. Durch Zwischenmahlzeiten meinte man, dem Heißhunger zuvorzukommen. Die Strategie hat sich leider als falsch erwiesen!

Dauersnacken macht dick und krank! Insbesondere wenn die Snacks aus Zucker oder stark verarbeiteten Kohlenhydraten wie zum Beispiel Schoko- oder Müslieriegeln, belegten Brötchen oder Fruchtjoghurt bestehen.

Die Gründe dafür sind vielfältig: Erstens nehmen die meisten Menschen mit fünf Mahlzeiten mehr Kalorien zu sich als mit drei Portionen. Zweitens muss die Bauchspeicheldrüse ständig das Masthormon Insulin ausschütten, um den Blutzuckerspiegel zu senken, wenn wir etwas essen. Das führt zwar zunächst zu einer Blutzuckersenkung, aber durch die dauerhaft hohe Insulinausschüttung werden die Körperzellen zunehmend unempfindlich gegenüber dem Hormon.

Auf lange Sicht wirkt dann Insulin nicht mehr als Türöffner für Glukose in die Zellen. Das Risiko, einen Typ-2-Diabetes zu entwickeln, wächst. Und es blockiert die Fettverbrennung, die nur funktioniert, wenn wenig Insulin im Körper zirkuliert.

Kehren Sie daher am besten wieder zum bewährten 3-Mahlzeiten-Prinzip zurück – wer will, sogar zum 2-Mahlzeiten-Prinzip. Verzichten Sie auf alle Zwischenmahlzeiten. Das heißt für die Leber, dass in den Pausen überschüssiges Fett abgebaut werden kann und sie sich wieder regeneriert.

Sehen Sie es nüchtern

Ein Gläschen in Ehren … Wenn Sie bereits Leber-Sorgen haben, sollten Sie das Gläschen lieber verschmähen! Denn Alkohol ist neben einer schlechten Ernährung nach wie vor der Hauptverursacher von Lebererkrankungen.

Versuchen Sie, so wenig Alkohol wie möglich zu trinken. Haben Sie bereits eine Fettleber, sollten Sie ganz darauf verzichten, Ihrer Leber zuliebe. Wie Sie Ihren Alkoholkonsum analysieren und reduzieren können, lesen Sie auf Seite 28.

Entspannen Sie sich!

Manche spüren Stress wie einen Schlag in die Magengrube, andere können nicht mehr schlafen. Die Leber leidet auch hier wieder im Verborgenen. Geraten wir unter Druck, stellt sie als Reaktion auf die Ausschüttung von Stresshormonen (z. B. Adrenalin und Cortisol) sofort Energie bereit. Diese besteht zum Großteil aus Glukose, also Traubenzucker. In manchen Situationen mag das selbst heute noch vonnöten sein, etwa wenn wir losrennen, um noch den Bus zu erwischen. Denn so bauen wir sowohl die Hormone als auch die Energie schnell wieder ab.

Im Berufsalltag können wir aber meist nicht mehr in hektischen Momenten losrennen, sondern müssen bewegungsarm auf dem Bürostuhl nach einer Lösung suchen. Entsprechend bleibt sowohl der Stress- als auch der Blutzuckerspiegel erhöht. Und die Leber speichert den überschüssigen, nicht verbrauchten Zucker als Fett in sich selbst ab.

Sofern Sie sich häufig gestresst fühlen und darunter leiden, schaffen Sie sich einen Ausgleich: Gut geeignet sind Ausdauersportarten wie Walken, Schwimmen oder Radfahren. Damit es gar nicht erst so weit kommt, erlernen Sie Entspannungstechniken wie Autogenes Training oder Progressive Muskelentspannung nach Jacobson. Fragen Sie bei Ihrer Krankenkasse nach, oft bieten diese selbst Kurse an.

Schlafen Sie gut!

Selbst wenn wir ins Land der Träume driften, ist unsere Leber aktiv. Zwischen 2 und 3 Uhr morgens laufen die meisten Stoffwechselvorgänge im Organ ab. Daher ist es gut, wenn Sie in dieser Zeit tief und fest schlafen, damit sich die Leber auf sich und ihre Aufgaben konzentrieren kann.

Auch andere Vorgänge funktionieren wortwörtlich nur im Schlaf, etwa die Produktion des appetithemmenden Hormons Ghrelin. Kurz- und Schlechtschläfer haben nachweislich weniger davon im Blut, was zu mehr Appetit und damit zu einer erhöhten Nahrungsaufnahme führen kann. Und der letzte Punkt: Wir brauchen Schlaf, damit Wachstums- und Reparaturzellen unseren Organismus auf Vordermann bringen können sowie Stress abgebaut wird. Chronischer Schlafmangel, das zeigen Studien, erhöht das Risiko für Übergewicht und Typ-2-Diabetes.

Nehmen Sie Schlafprobleme ernst. Sprechen Sie mit Ihrer Hausärztin oder Ihrem Hausarzt. Dort erhalten Sie gute Tipps zur Schlafhygiene und im Zweifel eine Überweisung für eine Praxis mit somnologischer Spezialisierung, also mit Schlaf-Schwerpunkt.

Lassen Sie sich impfen!

Unsere Leber schützt uns vor diversen Problemen. Unabhängig von besseren Ess- und Trinkgewohnheiten können wir sie auch mit einem kleinen Piks schützen. Genau, die Rede ist von einer Impfung gegen Hepatitisviren-Infektionen. Fragen Sie Ihren Arzt oder Ihre Ärztin, welche Impfung zu empfehlen ist. Gegen Hepatitis C gibt es zwar noch keinen Impfschutz, aber gute und verträgliche Medikamente, die die Leberentzündung oft sogar vollständig heilen.

Bringen Sie Ihren Impfpass mit in die Hausarztpraxis und klären Sie, welche Impfungen Sie eventuell noch nachholen müssen.

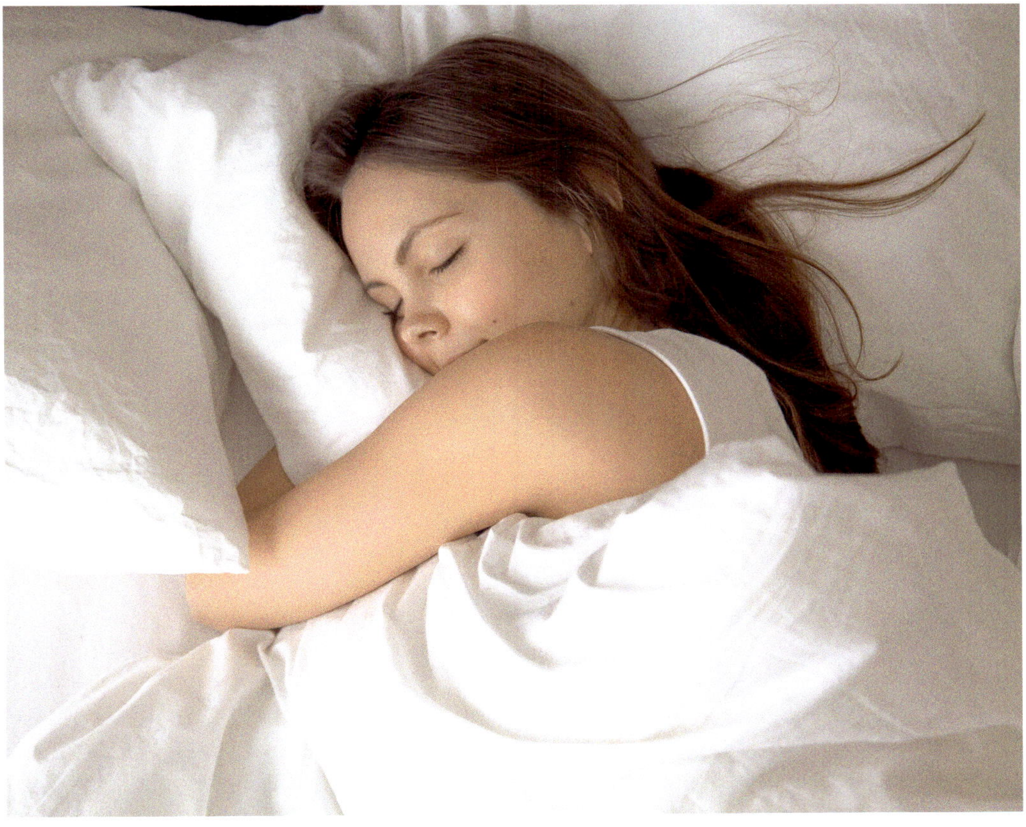

Jetzt abnehmen – aber wie?

Um Bauchfett zu verlieren, ist eine dauerhafte Ernährungsumstellung unumgänglich. Wichtig für Ihre Motivation: Weniger Bauchfett entlastet den Körper und die Leber. Sollte die Leber bereits belastet und durch Fett vergrößert sein, lässt sie sich sogar durch konsequente Essensumstellung sowie mehr Bewegung vollständig regenerieren.

Abnehmen beginnt im Kopf

Um die Leber – und alles andere – zu entlasten, sind Crashdiäten nicht geeignet.

Wer 14 Tage lang nur Kohlsuppe löffelt oder an drei Salatblättern knabbert, wird zwar ein paar Kilos verlieren, aber diese mit größter Wahrscheinlichkeit rasch wieder zunehmen. Möglicherweise kommen sogar einige Extrakilos aufgrund des Jo-Jo-Effekts und des großen Frusts dazu. Sehen Sie die Gewichtsreduktion deshalb als längerfristiges Projekt an und peilen Sie pro Woche eine Abnahme von 500 Gramm bis maximal einem Kilo an. Alles andere wird Ihr Körper mit allen Mitteln boykottieren. Dauerhaft etwas ändern können Sie am besten mit dem Verständnis, was in Ihrer Ernährung bisher nicht optimal gelaufen ist. Dabei kann Ihnen ein Tagebuch helfen, in das Sie alle Getränke und Mahlzeiten eintragen. Entscheidend ist: Was essen und trinken Sie? Wie oft essen und trinken Sie? Und welche Mengen nehmen Sie zu sich? Auf den nächsten Seiten erfahren Sie, welche Lebensmittel ideal sind und welche Sie besser kaum oder nicht essen sollten.

DAS TELLERPRINZIP

Orientieren Sie sich bei jeder Mahlzeit am Tellerprinzip. Auf diese Weise erreichen Sie immer das richtige Mengenverhältnis zwischen Gemüse, Kohlenhydraten und Eiweiß. Der Vorteil: Sie essen sich mit Gemüse satt.
So geht's: Der Teller ist zur Hälfte mit Gemüse gefüllt. Der kleinste Anteil entfällt auf Kohlenhydrate wie zum Beispiel Vollkornbrot, Reis oder Nudeln. Eiweißreiches wie etwa Käse, Milchprodukte, Eier oder Hülsenfrüchte nehmen etwa ein Drittel des Tellers ein.

20 Prozent Kohlenhydrate

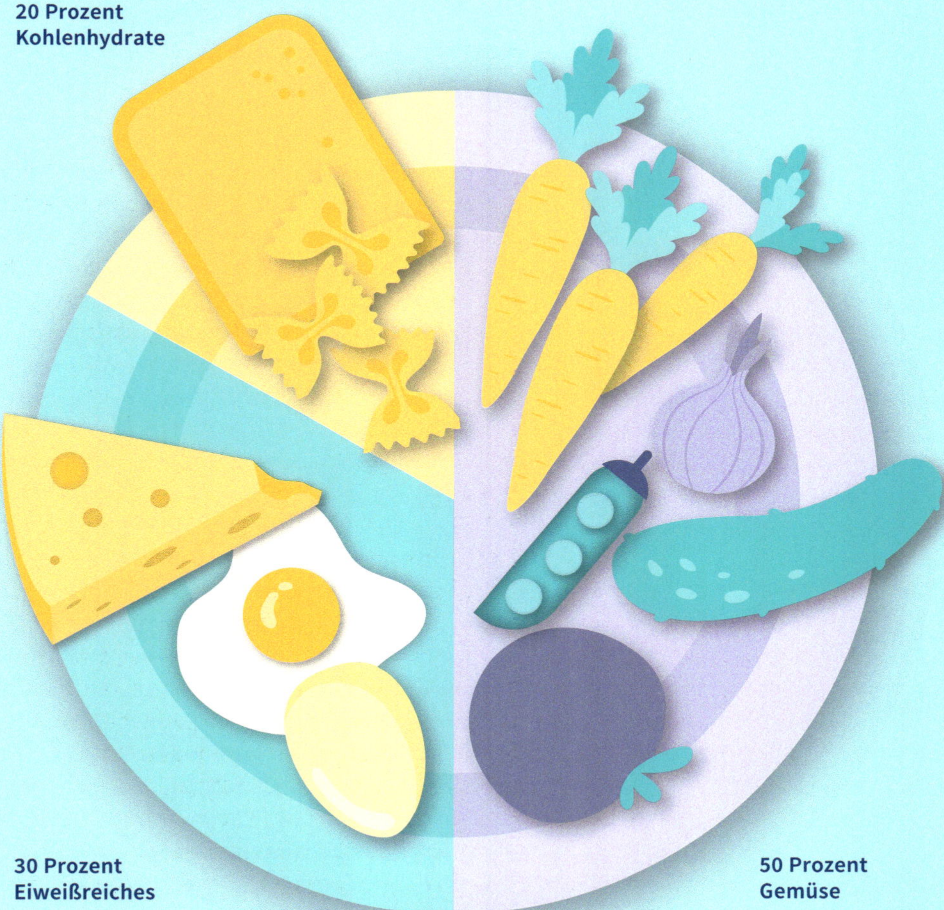

30 Prozent Eiweißreiches

50 Prozent Gemüse

Fruchtzucker in großen Mengen führt bei vielen Menschen zu Beschwerden wie Blähungen und Bauchschmerzen. Manchmal liegt sogar eine Fruktose-Intoleranz vor, die von einer Ärztin oder einem Arzt abgeklärt werden sollte.

Intervallfasten als Einstieg

Für einen Neustart und eine schnelle Entlastung der Leber eignet sich das sogenannte Intervallfasten hervorragend. Es wird auch „intermittierendes Fasten" oder „Teilzeitfasten" genannt. In einem bestimmten Zeitfenster werden drei, besser nur zwei gesunde Hauptmahlzeiten genossen und in den restlichen Stunden nur Wasser oder ungesüßte Früchte- und Kräutertees getrunken. In dieser Phase gibt es keine extremen Blutzuckerschwankungen und der Organismus hat die Möglichkeit, sich auf die körpereigene Fettverbrennung zu konzentrieren.

Die beliebteste Variante ist die 16:8-Methode. Das heißt: Innerhalb der acht Stunden genießen Sie zwei oder drei gesunde, ausgewogene und im Idealfall gemüse- und eiweißreiche Mahlzeiten und gönnen Ihrem Körper dann 16 Stunden Verdauungspause. Sie können zum Beispiel das Frühstück nach hinten verschieben oder ganz ausfallen lassen, das fällt vielen leichter als gedacht.

Oder Sie streichen das Abendessen. Der größte Vorteil des Intervallfastens: Sie verschlafen viel der Fastenzeit. Alternativ können Sie die 5:2-Variante mit zwei Fastentagen pro Woche ausprobieren oder die ADF-Methode. ADF steht für Alternate Day Fasting und bedeutet, abwechselnd einen Tag zu essen und einen Tag zu fasten.

Gesund trinken – ohne Zucker

Bei Getränken gilt entsprechend: Trinken Sie möglichst Wasser oder ungesüßten Tee. Natürlich ist die Umstellung von 100 auf null schwer. Wenn Sie bisher nur den intensiv süßen Geschmack von Limonade oder Saft gewöhnt sind, brauchen Ihre Geschmacksnerven ein wenig Zeit zur Umstellung. Reduzieren Sie Schritt für Schritt die Süße und verdünnen Sie den Saft schrittweise mit immer mehr Mineralwasser.

Sie werden sehen, nach ein paar Wochen nehmen Sie Süßes wieder viel stärker wahr, und die pure Limonade wird Ihnen gar nicht mehr schmecken. Ganz wunderbar und voll im Trend ist sogenanntes Infused Water, das ist selbst gemachtes erfrischendes Wasser mit Geschmack. Der Fantasie sind keine Grenzen gesetzt. Sie können frische Früchte wie Beeren, Zitrusfruchtscheiben, Apfelstücke oder Gemüsescheiben wie Gurken oder auch Kräuter wie Rosmarin mit kaltem Wasser übergießen und im Kühlschrank mindestens 20 Minuten, besser mehrere Stunden ziehen lassen. Zum Servieren mit Eiswürfeln oder Mineralwasser auffüllen: Das Wasser erhält einen wunderbaren Geschmack, so gut wie ohne Kalorien. Genauso gut funktionieren natürlich ungesüßte Früchte- oder Kräutertees und schwarzer Kaffee.

Lieber nicht: Limonade und Fruchtsaft

Säfte, vor allem aber gesüßte Getränke wie gekaufter Eistee und Limonaden sind für unsere Leber eine Last. Denn sie liefern in großen Mengen buchstäblich nur eines: Zucker und Kalorien! Ein Beispiel: Ein einziges Glas Apfelsaft (250 ml) überschwemmt

Ihren Körper mit 16 Gramm Zucker! Damit hat Ihre Leber mehr als ihr Tageslimit erreicht und alle kohlenhydratreichen Lebensmittel, die Sie dann noch essen und trinken, werden direkt in Ihrer Leber als Fett gespeichert.

Fruchtzucker galt, wie schon mehrfach erwähnt, jahrelang als der „gesündere“ Zucker, da er aus Obst gewonnen wird. Weil Fruktose insulinunabhängig vom Körper verstoffwechselt wird und entsprechend kaum den Blutzuckerspiegel beeinflusst, wurde selbst Menschen mit Diabetes lange geraten, stattdessen Fruktose zu nehmen. Rasch nutzte auch die Lebensmittel-Industrie das Saubermann-Image von Fruchtzucker. Und da er zudem stark süßt und billig ist, avancierte Fruktose zum gern genutzten und noch lieber beworbenen Liebling. Ab sofort prangte auf vielen Nahrungsmitteln „Mit natürlicher Fruchtsüße“ oder „Süße nur aus Früchten“.

Doch bei genauerer Forschung stellte sich die Insulinunabhängigkeit unter anderem als großer Nachteil heraus. Denn Fruchtzucker wird nur in der Leber verarbeitet. Und heute ist klar: Fruchtzucker kann, wie Alkohol, direkt zu einer Fettleber führen.

Der Grund: Unsere Leber kann pro Tag nur zirka 20 Gramm Fruktose aufnehmen, den Rest verstoffwechselt sie in Fettsäuren, die über den Blutkreislauf in den Organismus gelangen. Größere Mengen Fruktose überfordern die Leber, und sie beginnt selbst Fettsäuren einzulagern. Der Beginn einer Fettleber.

Fruktose steckt mittlerweile in vielen Produkten, an die wir gar nicht denken: in Ketchup, Müsli und sogar in Leberwurst. Die größten und damit gefährlichsten Lieferanten sind jedoch Limonaden, Smoothies und Fruchtsäfte.

Warum Sie Obst besser essen sollten als es zu trinken

Wenn Sie einen Apfel essen, versorgen Sie Ihren Körper nicht nur mit gesunden Vitaminen und Ballaststoffen. Sie belasten Ihr Zuckerkonto auch mit deutlich weniger Fruchtzucker als durch ein Glas Apfelsaft, nämlich mit nur sechs Gramm. Reiner Fruchtzucker aber, wie er in Fruchtsäften und Smoothies steckt, aktiviert nicht die Ausschüttung des Sättigungshormons Leptin. Ein Apfel wird Sie also sättigen, ein Glas Apfelsaft nicht. Ganz im Gegenteil.

Doch selbst an dem Apfel-Beispiel können Sie sehen: Wir sollten zwar nicht auf Obst verzichten, es aber auch nicht mehr in rauen Mengen essen, wie es viele Jahre behauptet wurde. Geben Sie dem besseren Obst, dem Gemüse, den Vorzug. Und greifen Sie lieber zu zuckerärmeren Obstsorten wie Beeren, Papaya, säuerlichen Äpfeln und Pfirsichen.

Light- und Zero-Getränke sind keine Lösung

Light- und Zero-Limonaden haben fast keine Kalorien, dafür werden Süßstoffe wie Natriumcyclamat, Acesulfam K und Aspartam zugesetzt. Jüngste Studien weisen auf mögliche Gesundheitsrisiken hin. Künstliche Süßstoffe können die Bakterien, die unseren Darm unterstützen, schädigen. Sie bringen gesunde Bakterien dazu, sich pathogen zu verändern und den Darm zu schädigen. Auch die WHO warnt vor Light-Getränken. Süßstoffe werden nach Studien für das Herz-Kreislauf-System als ähnlich riskant eingestuft wie Zucker.

Für die Leber bitte bitter!

Die Geschmacksrichtung „bitter“ ist zwar gewöhnungsbedürftig, aber in manchen äußerst gesunden Lebensmitteln enthalten. Das freut vor allem die Leber! Diese Stars der herben Küche liebt Ihre Leber besonders.

1 Artischocke, Fenchel & Co.

Bitterstoffe sollen Pflanzen eigentlich vor Fressfeinden schützen und Menschen warnen, etwas Giftiges zu essen. Denn während der Geschmack „süß“ schon bei unseren Vorfahren in der Steinzeit als sicher galt, war der gegenteilige Geschmack ein Kriterium dafür, etwas nicht oder nur in kleinen Mengen zu verzehren. Wer im Internet nach anderen Ausdrücken für das Wort „bitter“ sucht, findet unter anderem die Synonyme: übelschmeckend, ungenießbar, ekelhaft und widerlich. Dabei haben herbe Lebensmittel oft auch sehr gesunde Eigenschaften: Natürliche Bitterstoffe (wie etwa Inulin und Intybin) fördern den Speichelfluss und regen Magen und Galle an, Verdauungssäfte zu produzieren. So wird die Nahrung besser zersetzt, bekömmlicher und die Fettverdauung erleichtert. Ideal sind Artischocken, Grünkohl, Fenchel, Rosenkohl, Mangold, Spinat, Rucola, Endivien, Chicorée und Radicchio.

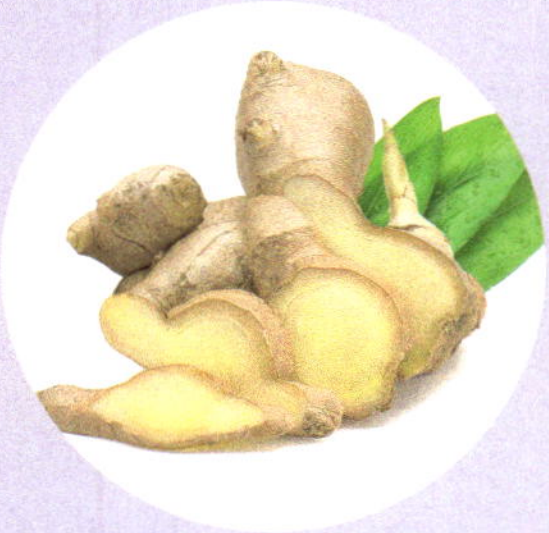

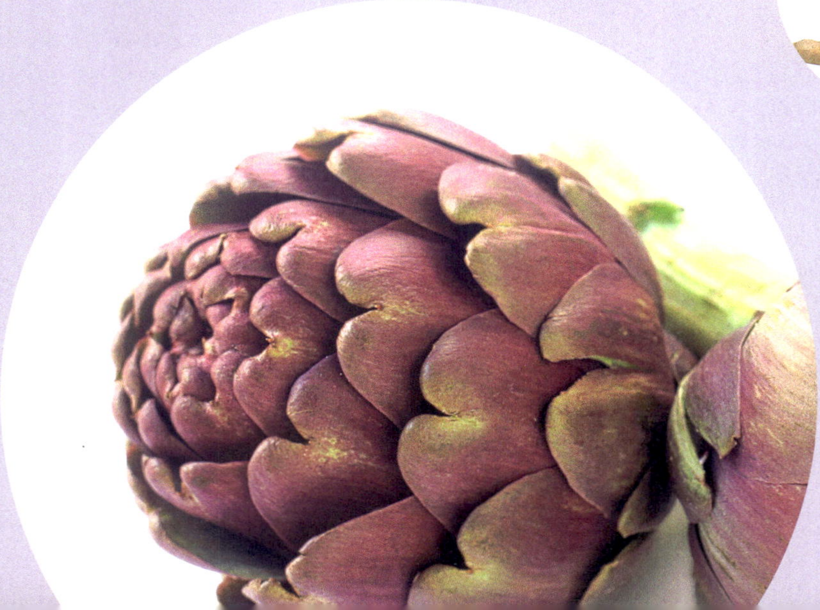

2 Pfeffer, Ceylon-Zimt & Co.

Sie sollten in keiner Küche fehlen. Erst die richtige Menge an Gewürzen verleiht vielen Gerichten ihre typische Note. Darüber hinaus sind einige Bitterstoffe in kleinerem Umfang in der Lage, den Speichelfluss anzuregen und damit die Verdauung zu fördern. Auch entzündungshemmende Wirkungen werden einigen Gewürzen nachgesagt, etwa pflanzlichen Verbindungen wie Capsaicin (steckt in Paprikaarten, inklusive Chili) sowie Piperin, das in Pfeffer steckt. Außerdem lässt sich durch den Einsatz von Gewürzen der Salzkonsum verringern, was den meisten ebenfalls guttut, weil die Menschen in Deutschland im Durchschnitt eher zu viel Salz essen. Sie ersetzen aber weder eine notwendige Medikation noch den Arztbesuch.
Ideal sind Kurkuma, Pfeffer, Ceylon-Zimt. Würzen Sie Ihre Speisen auch mit Ingwer, Fenchelsamen und den Kräutern Salbei und Thymian.

3 Kräuter- und Ingwertee

Während Fruchtsäfte und Erfrischungsgetränke die Leber schnell an ihr Limit bringen, gibt es auch Getränke, die sie pflegen. Besonders Kräutertees aus Mariendistelsamen und Löwenzahn unterstützen die Regeneration und das Wachstum gesunder Leberzellen.
Ein weiteres Plus: Tees mit bitterem oder leicht scharfem Geschmack bremsen den Appetit und wirken Heißhunger entgegen.
In einer kleineren Studie mit 44 Teilnehmerinnen und Teilnehmern zeigte auch Ingwer einen positiven Effekt auf eine verfettete Leber. Seine ätherischen Öle und vor allem das für seine Schärfe verantwortliche Gingerol wärmen innerlich und aktivieren damit den Stoffwechsel. Parallel fördert die Wurzel die Speichel- und Magensaftproduktion und damit die Verdauung. Daher möglichst oft in der Küche verwenden oder als Tee trinken. Achtung: Ingwertee wird mit der Ziehdauer immer schärfer. Ideal sind Grüner Tee sowie Kräutertees aus Mariendistelsamen, Salbei, Löwenzahn, Brennnessel, Giersch, Ingwer, Thymian und Fenchel.

Leberfreund Kaffee

Gute Nachrichten für Kaffee-Fans: Die schwarzen Bohnen sollen die Leber schützen. Eine Studie aus dem Jahr 2013 fand heraus, dass Kaffeetrinker seltener an Leberkrebs erkranken. Laut Wissenschaft erzeugen den Effekt unterschiedliche Inhaltsstoffe, denen eine antioxidative Wirkung nachgesagt wird. Viel hilft aber nicht viel: Mehr als vier Tassen sollten es trotzdem nicht sein. Und – wichtig! – ein gesundheitliches Plus bringt nur schwarzer Kaffee ohne Milch, Zucker oder andere Zusätze.

Mediterran kochen: Die besten Lebensmittel für weniger Bauchfett

Die richtige Ernährung wirkt wie ein Wellnessprogramm von innen. „Eure Nahrungsmittel sollen eure Heilmittel sein und eure Heilmittel sollen eure Nahrungsmittel sein." Dieses Zitat des griechischen Arztes und Lehrers Hippokrates ist schon über 2000 Jahre alt. Doch seine Aussagekraft ist aktueller denn je, besonders in einer Zeit, in der die meisten Lebensmittel im Supermarkt hoch verarbeitet sind. Wir wissen heute, dass genau diese Produkte einer der Gründe für Zivilisationskrankheiten wie Übergewicht, Typ-2-Diabetes und eben auch die Fettleber sind oder zumindest maßgeblich zu ihrer Entstehung beitragen. Doch es geht auch anders.

Gemüse als Fundament

Von der Artischocke über die Tomate bis zur Zucchini: Etablieren Sie Gemüse als Basis Ihrer Ernährung. Und zwar zu jeder der drei Mahlzeiten. Wer es am Tag auf eine Menge von zwischen 500 und 750 Gramm schafft, hat nicht nur viele Köstlichkeiten auf dem Teller liegen, sondern versorgt seinen Körper mit jeder Menge Vitaminen, Mineralstoffen, Spurenelementen, guten Kohlenhydraten und Ballaststoffen. Letztere sind wichtig für eine gut funktionierende Darmflora, die sich wiederum positiv auf die Tätigkeit der Leber auswirkt. Gleichzeitig ist Gemüse kalorienarm und hat einen hohen Sättigungseffekt. Für Pflanzenfans sind

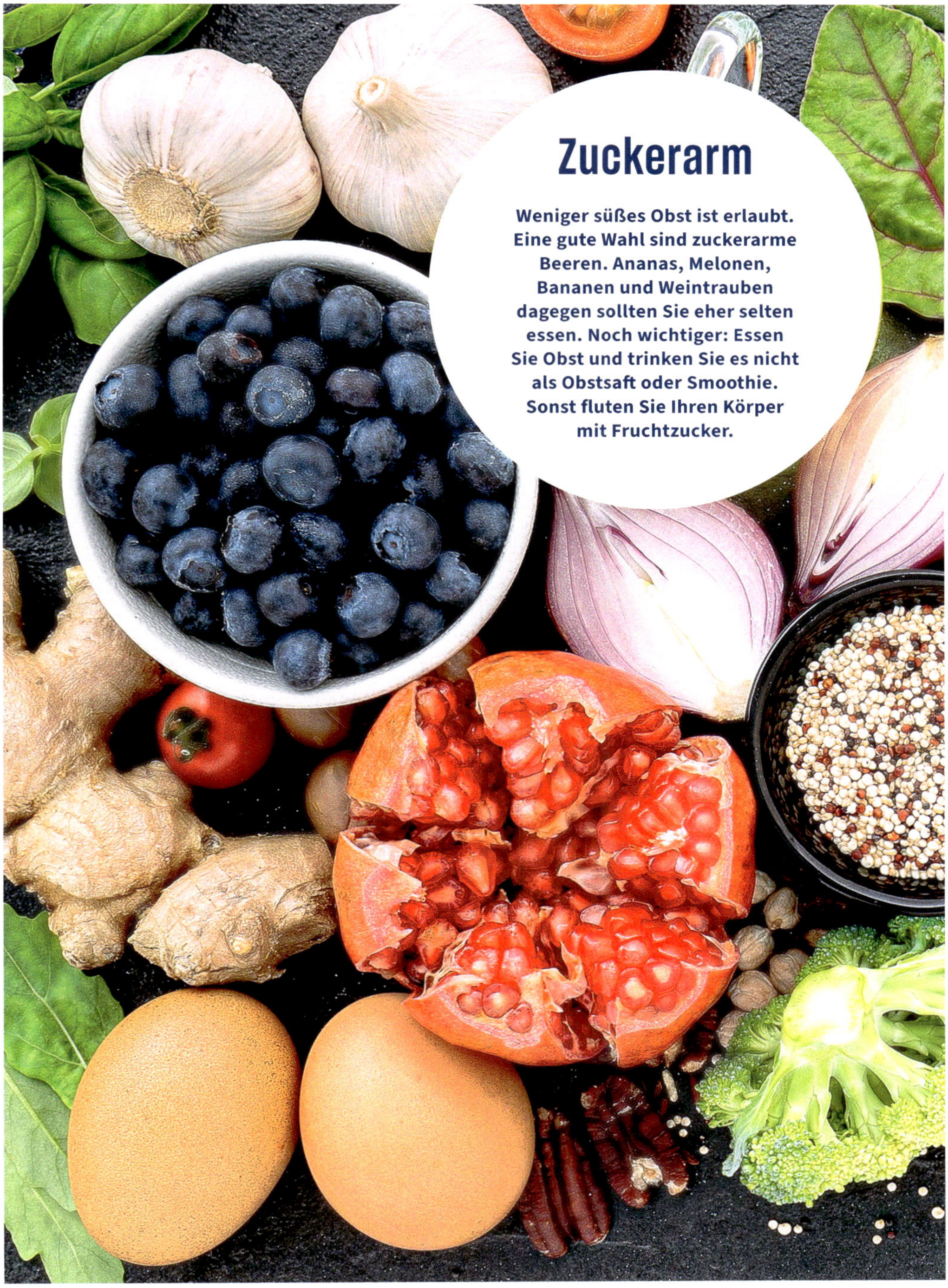

Zuckerarm

Weniger süßes Obst ist erlaubt. Eine gute Wahl sind zuckerarme Beeren. Ananas, Melonen, Bananen und Weintrauben dagegen sollten Sie eher selten essen. Noch wichtiger: Essen Sie Obst und trinken Sie es nicht als Obstsaft oder Smoothie. Sonst fluten Sie Ihren Körper mit Fruchtzucker.

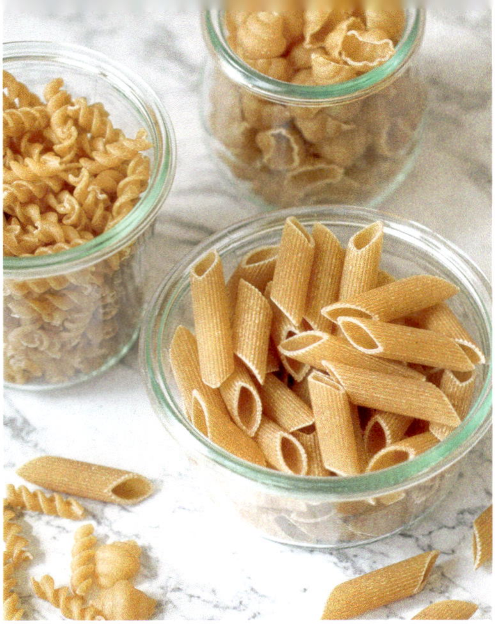

Figurprobleme deshalb oft ein Fremdwort. Und nicht zu vergessen: Gemüsesorten wie Brokkoli, Rosenkohl, Knoblauch sowie Blattgemüse unterstützen die Leber bei ihrer Entgiftungsaufgabe (siehe Seite 18). Unter anderem, indem sie die Gallenblase animieren, mehr Gallenflüssigkeit zu produzieren. So können Nahrungsfette besser verstoffwechselt werden.

Weniger Kohlenhydrate

Unser Körper braucht drei große Nährstoffgruppen, um dauerhaft gut zu funktionieren. Dazu zählen Eiweiß, Fette und Kohlenhydrate. Je nach Form bestehen die letztgenannten Kohlenhydrate aus unterschiedlich vielen verketteten Zuckermolekülen. Daher kommt es vor allem nach einer kohlenhydratreichen Mahlzeit zu einer starken Ausschüttung von Insulin. Das blutzuckersenkende Hormon ist wie ein Schlüssel, der die Körperzellen aufschließt, damit sie den Zucker aus der Blutbahn aufnehmen können (siehe Seite 26).

Dabei gilt: Je einfacher der Aufbau der Kohlenhydrate, desto schlechter für unseren Körper, weil umso schneller daraus Zucker freigesetzt wird. Purer Zucker in Erfrischungsgetränken, Eis, Kuchen, aber auch einfache Kohlenhydrate wie in Weißmehlprodukten, in Nudeln oder Reis jagen den Blutzuckerspiegel schnell in die Höhe, rufen das Insulin auf den Plan, was den Zucker dann im gleichen Tempo wieder fallen lässt. Die Folge: Wir bekommen rasch wieder Hunger.

Kohlenhydrate bestehen also aus Zuckermolekülen. Wird dieser Energielieferant nicht schnell durch Bewegung verbraucht, landet er als Fettpolster an unserem Körper und in unserer Leber. Reduzieren Sie daher die Menge Ihrer Kohlenhydrate so stark, wie Sie können. Und genießen Sie diese ab sofort nur noch in ihrer komplexen Form, also in der Vollkornvariante. Vollkornbrot oder Gemüsenudeln sorgen für einen konstanteren Blutzuckerspiegel und halten zudem länger satt.

Mehr Eiweiß

Im Gegensatz zu Kohlenhydraten essen die meisten von uns zu wenig Eiweiß. Doch Proteine erhöhen nicht nur den Blutzuckerspiegel deutlich weniger als Kohlenhydrate. Eiweißreiche Nahrung verweilt zudem länger im Magen – mit dem Effekt, dass der Blutzuckeranstieg sinkt. Eiweiße sättigen außerdem lange und sind wichtige Bausteine für den Körper.

Insbesondere bei einer bereits vorliegenden Typ-2-Diabetes-Erkrankung zeigt eine eiweißbetonte Kost beeindruckende Effekte auf eine Fettleber. Das Deutsche Institut für Ernährungsforschung in Potsdam fand heraus, dass sich das Leberfett bei dieser Ernährung innerhalb von nur sechs Wochen um bis zu 48 Prozent verringern kann. Parallel verbesserte sich die Insulinempfindlichkeit der Probandinnen und Probanden.

Lange Zeit galten nur Fleisch und Fisch als beste Eiweißlieferanten, doch aus Tier- und Klimaschutzgründen sollten wir deren Konsum möglichst einschränken (siehe dazu auch Seite 52). Er ist auch gar nicht nötig, da es alternative Eiweißquellen gibt.

Milchprodukte etwa enthalten Milcheiweiße, die sich positiv auf den Blutzuckerwert auswirken. Sehr gute Eiweißlieferanten sind vor allem auch Hülsenfrüchte wie Erbsen oder Linsen. Erdnüsse, Mandeln, Kürbiskerne, Leinsamen und Haferflocken können mehr Eiweiß enthalten als manches Milchprodukt. Außerdem sind Pflanzenproteine laktose- und glutenfrei und damit für viele bekömmlicher.

Gutes Fett

Die Angst vor Fett auf Ihrem Speiseteller ist übrigens unbegründet, auch wenn der Verdacht naheliegt, Fett könne eine Fettleber machen. Es kommt auf die Menge und die Wahl an. Reduzieren Sie tierische Fette mit gesättigten Fettsäuren (wie etwa in Wurst, Fleisch oder auch Butter) und greifen Sie zu pflanzlichen Ölen. Etwa zwei Esslöffel pro Tag dürfen es sein. Nehmen Sie für die Zubereitung von Salaten native Pflanzenöle, mit einfach und mehrfach ungesättigten Fettsäuren, wie Oliven-, Raps- , Lein-, Hanf- oder Nussöl.

Zum Kochen wählen Sie am besten raffinierte Öle, die auch stark erhitzt werden dürfen, ohne dass sie zerstört werden und die Gesundheit gefährden können.

Auch eine gesunde Fettquelle: Eine kleine Handvoll von Nüssen oder Kernen am Tag macht satt und versorgt Sie mit wichtigen Nähr- und Mineralstoffen.

Und was ist mit Obst?

Sie erinnern sich bestimmt noch an das Thema Fruchtzucker aus dem vorherigen Kapitel. Für unsere Leber ist Fruchtzucker ein bisschen wie der Wolf im Schafspelz: wirkt harmlos, ist aber gefährlich. Zumindest wenn der Fruchtzucker pur und in größeren Mengen verzehrt wird, wie er zum Beispiel in Obstsäften, Limonade und Fertig-Eistees vorkommen kann. Dann verwandelt die Leber ihn direkt in Fett und speichert dieses in sich selbst ein. Bei Obst sollten wir differenzieren, denn hier sieht die Lage etwas anders aus. Auf der einen Seite liefern Früchte viele Vitamine sowie Mineral- und Ballaststoffe. Andererseits steckt darin auch Fruchtzucker, zum Teil sogar in großen Mengen.

Gut zu wissen

Verantwortlich für die guten oder schlechten Eigenschaften von Nahrungsfetten sind ihre Fettsäuren. Einfach wie mehrfach ungesättigte Fettsäuren finden sich in pflanzlichen Ölen – sie wirken sich positiv aufs Herz-Kreislauf-System und den Fettstoffwechsel aus. Unter den mehrfach ungesättigten unterscheidet man Omega-3- und Omega-6-Fettsäuren. Beide Fettsäurearten nimmt der Mensch über die Nahrung auf, weil er sie nicht selbst herstellen kann. Während Omega-3-Fettsäuren Entzündungen eher reduzieren sollen, kann ein Zuviel von Omega-6-Fettsäuren (sie finden sich überwiegend in Ölen wie Sonnenblumen- oder Maiskeimöl) Entzündungen fördern. Greifen Sie deshalb eher zu Ölen wie Olivenöl, Raps- und Leinöl, die ein gutes Mischungsverhältnis an Fettsäuren aufweisen.

Das Fleisch- und Fisch-Dilemma

Bei unseren Rezepten ab Seite 60 wird Ihnen auffallen, dass wir uns auf wenige Fisch- und Fleischgerichte beschränken. Das ist eine bewusste, wenn auch nicht einfache Entscheidung. Wir haben Sie für Ihre Gesundheit und unsere Umwelt getroffen.

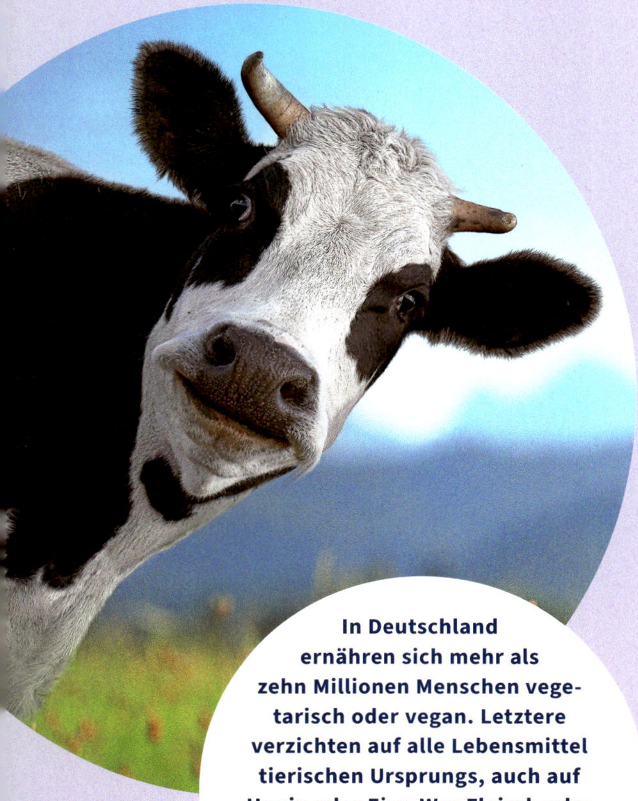

In Deutschland ernähren sich mehr als zehn Millionen Menschen vegetarisch oder vegan. Letztere verzichten auf alle Lebensmittel tierischen Ursprungs, auch auf Honig oder Eier. Wer Fleisch oder Fisch isst, kann einen Beitrag leisten, indem der Konsum reduziert und auf die Herkunft der Produkte geachtet wird.

Enorme Fleischeslust wird zum Problem

Es ist kein Geheimnis, dass Massentierhaltung und Massenverzehr von Fleisch unsere Welt vor große ökologische Herausforderungen stellen. Und nicht nur das: Auch unsere Gesundheit leidet nachweislich unter zu viel Fleisch. Ein erhöhter Verzehr wird unter anderem durch seine gesättigten Fettsäuren mit der Entstehung von Herz-Kreislauf-Erkrankungen in Zusammenhang gebracht. Obwohl der Fleischkonsum seit einigen Jahren bei uns rückläufig ist, liegen wir mit 57 Kilo pro Jahr und Kopf immer noch auf einem sehr hohen Level und überschreiten damit jede Empfehlung von Ernährungswissenschaftlern und Verbraucherschützern. Sie raten, nicht täglich zu Schnitzel und Co. zu greifen und pro Woche die 600-Gramm-Grenze nicht zu überschreiten. Hin und wieder ein Stück Fleisch aus biologischer Weidehaltung zu genießen ist dagegen aus Ernährungssicht vollkommen okay.

Fisch ist nur eingeschränkt eine Lösung

Lange fühlte sich Fisch deshalb wie das bessere Fleisch an und wurde fleißig als Alternative empfohlen. Doch auch hier hat sich der Blick verändert. Denn: Laut Naturschutzbund NABU sind 90 Prozent der weltweit kommerziell genutzten Fischbestände überfischt oder bis an die Grenze der Nachhaltigkeit befischt. Einfach zu Fisch aus Aquakultur greifen? Der Gedanke liegt nahe, ist aber keine Lösung – auch wenn die kommerzielle „Produktion" der schwimmenden Lebewesen bereits auf Hochtouren läuft. In riesigen Becken, Teichen, Seen und Meereskäfigen werden eng an eng Lachse, Doraden und Heilbutt in Rekordzeit gemästet. Um Krankheiten zu vermeiden, werden in die Behältnisse oft prophylaktisch große Mengen Antibiotika und andere Medikamente gegeben, die über die Fische auf den Menschen übergehen können. Das wirkt sich auch auf den Omega-3-Fettgehalt aus. Fische aus Aquakulturen enthalten wegen des überwiegend pflanzlichen Futters in der Regel außerdem deutlich weniger Omega-3-Fettsäuren als Wildfisch. Abgesehen davon ist so gut wie jeder Fisch heute Spiegelbild unserer Umweltverschmutzung. Kaum ein Tier hat heute keine Mikroplastikpartikel im Magen, Heilbutt, Thunfisch und Rotbarsch sind zudem besonders mit Methylquecksilber belastet. Auch Bio- oder Umweltsiegel schützen nur sehr eingeschränkt davor.

Also, wenn Fisch, dann, wie die DGE empfiehlt, höchstens ein- bis zweimal pro Woche und zwar möglichst aus nachhaltiger Fischerei oder nachhaltig betriebenen Aquakulturen.

Wer konsequent auf Umweltschutz setzt, sollte Fisch tatsächlich nur in Ausnahmefällen essen. Der Bedarf an Omega-3-Fettsäuren lässt sich zum Beispiel durch Algenkapseln aus der Apotheke decken.

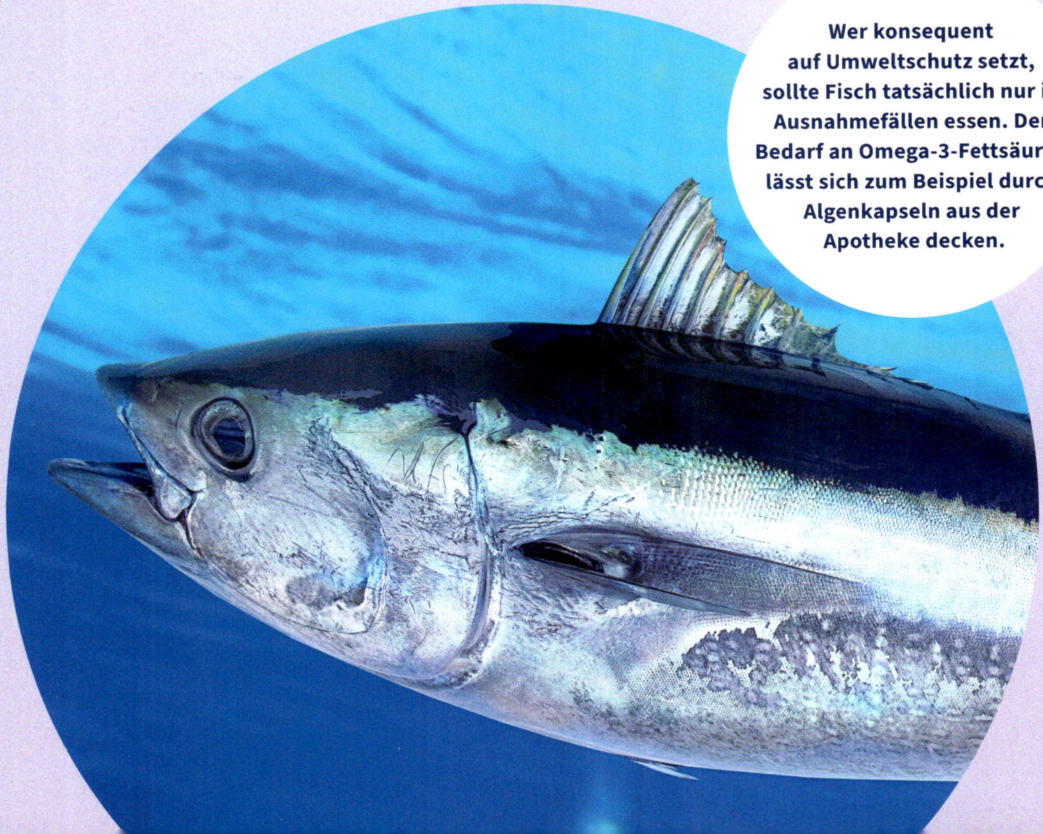

Mehr Bewegung bitte!

Eine schlanke Körpermitte hat gleich mehrere Vorteile – ein flacher Bauch sieht nicht nur toll aus, weniger Bauchfett bringt vor allem gesundheitliche Pluspunkte. Mit einer ausgewogenen Ernährung können Sie bereits viel dafür tun, Körperfett zu reduzieren. Doch ein weiterer wichtiger Aspekt ist die Bewegung. Starten Sie deshalb so bald wie möglich Ihr Aktivitätsprogramm für eine schlankere Körpermitte.

Bewegung hat Fettlösekraft

Parallel zu Ihrer Ernährungsumstellung lässt auch Sport das Fett schmelzen. Vor allem Ausdauersportarten sind bei Übergewicht zu empfehlen. Die Weltgesundheitsorganisation (WHO) empfiehlt Erwachsenen zwischen 18 und 64 Jahren, sich jede Woche mindestens 150 Minuten, besser 300 Minuten zu bewegen. Das entspricht täglich etwa 25 bis 45 Minuten. Dieser Rat richtet sich auch ausdrücklich an Menschen mit chronischen Erkrankungen oder Behinderungen.

Als Ausdauersportarten eignen sich zum Beispiel strammes Spazierengehen, Walken, Radfahren oder Schwimmen. Dabei macht es laut neuesten Studien keinen wesentlichen Unterschied, ob Sie auf die Woche verteilt oder nur am Wochenende Sport betreiben, wenn es Ihre Zeit nicht anders zulässt. Wichtig sind nur mindestens 150 Minuten.

Zusätzlich zum Ausdauersport sollte auch an zwei Tagen pro Woche Krafttraining auf dem Programm stehen. Muskeln verbrennen zusätzlich Fett, auch wenn Sie nicht trainieren. Regelmäßige Kraftübungen beugen außerdem dem Muskelabbau im Alter vor.

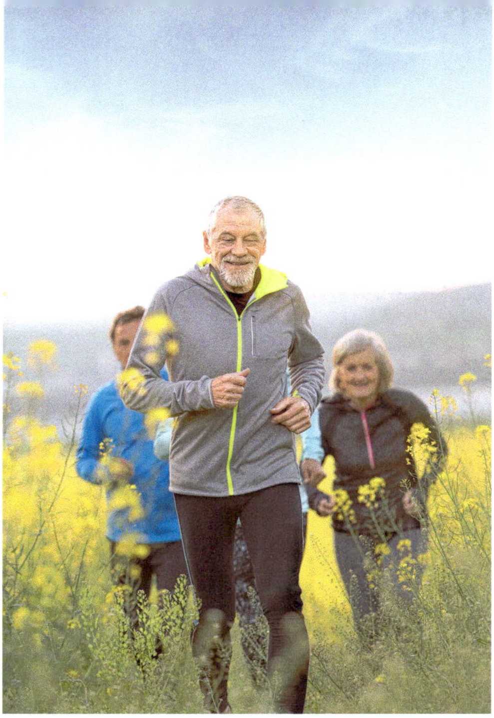

Sport verbessert alle Gesundheitswerte

Die Insulinempfindlichkeit der Muskel- und Fettzellen verbessert sich. Das Risiko für Herz-Kreislauf-Erkrankungen sinkt und auch mit größter Wahrscheinlichkeit Ihr Gewicht (und Ihr Bauchumfang). Parallel harmonisieren sich durch beständige Bewegung oft auch der Blutdruck und die Cholesterin- und Blutzuckerwerte.

Der Grund: Durch Aktivität benötigen Muskeln Energie in Form von Glukose, die der Körper aus dem Blut in die Muskelzellen schleust. Langfristig werden die Körperzellen wieder insulinempfindlicher. Für Menschen mit Typ-2-Diabetes kann das bedeuten, dass sie langfristig weniger Medikamente benötigen. Mit guten Gesundheitswerten reduziert sich entsprechend nicht nur das Risiko für eine Fettleber, sondern auch für Typ-2-Diabetes und Herz-Kreislauf-Erkrankungen.

Und selbst wenn Sie keine Gewichtsabnahme auf der Waage feststellen können: Ihre Leber profitiert nachweislich von der Bewegung. Laut Deutscher Gesellschaft für Gastroenterologie, Verdauungs- und Stoffwechselkrankheiten (DGVS) konnten die Teilnehmer einer Studie nach acht Wochen Training auf dem Fahrradergometer den Fettgehalt ihrer Leber um 13 Prozent reduzieren.

So finden Sie Ihr persönliches Wohlfühl-Level

Gehen Sie es langsam an und stecken Sie sich nicht von Anfang an unerreichbare Ziele. Beginnen Sie mal öfter den Aufzug wegzulassen und die Treppe zu nehmen. Stehen Sie zwischen der Büroarbeit regelmäßig auf und bewegen Sie sich.

Zur besseren Motivation kann es hilfreich sein, in Gruppen Sport zu treiben. Sie haben dann feste Termine, und zusammen macht es obendrein mehr Spaß.

Versuchen Sie Sport langsam immer mehr in Ihren normalen Tagesablauf einfließen zu lassen und sich dabei nicht unter Stress zu setzen. Mit jedem Erfolgserlebnis steigt die Lust auf mehr.

Aktivität macht glücklich

Aktiver zu sein wird Ihr Leben positiv verändern. Denn Bewegung verbessert durch die Ausschüttung von Glückshormonen wie Serotonin, Dopamin und Endorphin Ihre Laune, beugt Verspannungen sowie Rückenschmerzen vor. Bereits nach 20 Minuten lockeren Laufens steigt der Dopaminspiegel und Sie fühlen sich besser. Wir sind wacher und konzentrierter. Und nicht zu vergessen: Muskeln verbrauchen auch im Ruhezustand mehr Energie als Fett. Ein sportlicher Körper hat also grundsätzlich einen höheren Energieumsatz. Zusätzlich sorgen regelmäßige Sporteinheiten für die Senkung des Stresshormons Cortisol: Wir werden gelassener.

Mediterrane Schlemmerküche für eine schlanke Körpermitte

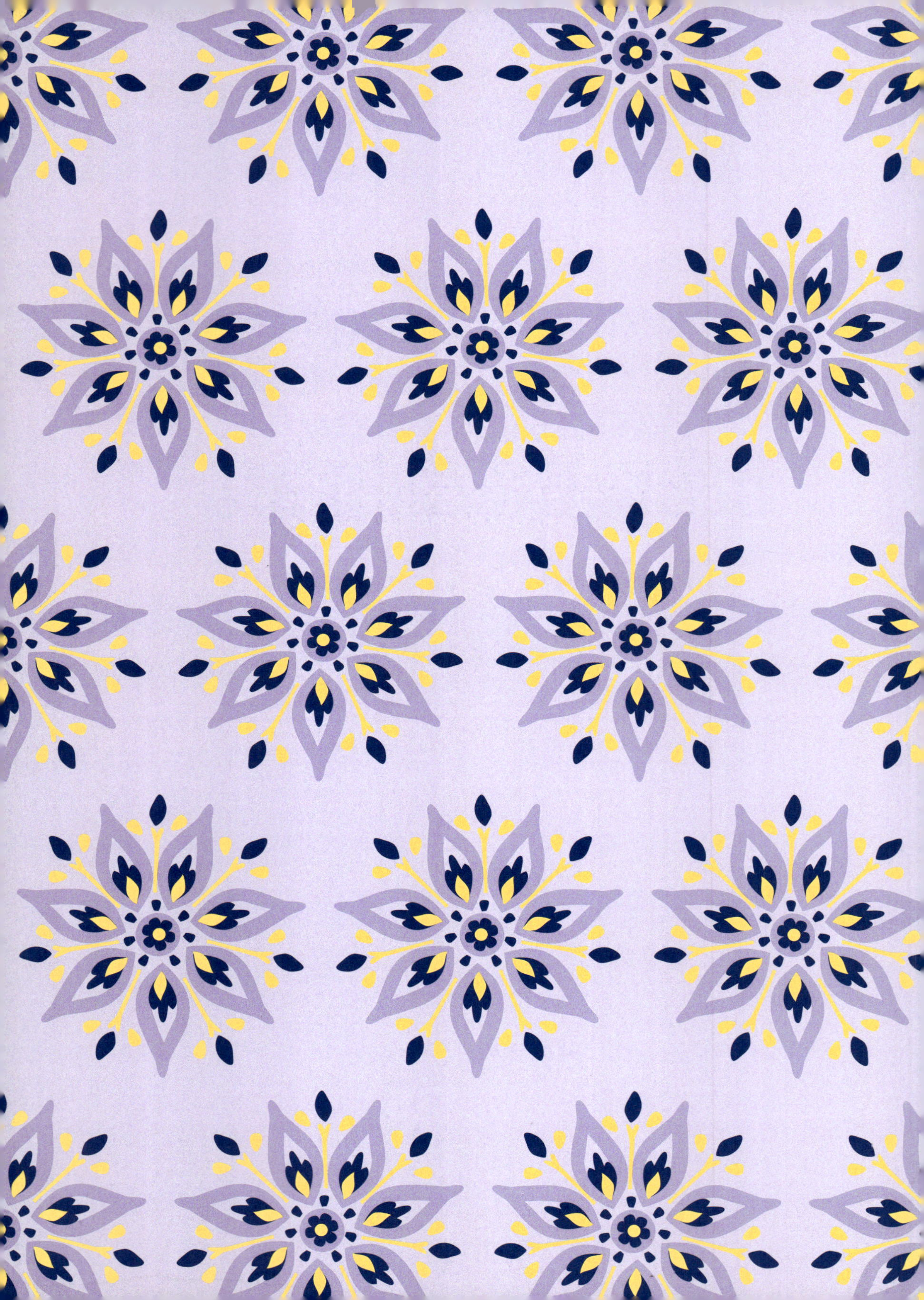

Frühstück

Haferflocken mit Apfel, Nüssen und Granatapfel

Für 2 Portionen

400 ml Milch, 1,5 %
80 g Haferflocken (kernig)
1 Apfel
1/2 TL Zimtpulver
1 Prise Muskat
40 g Pekannusskerne
2 EL Granatapfelkerne

❶ Die Milch erwärmen, von der Hitze nehmen, die Haferflocken untermischen und ca. 15 Minuten quellen lassen.

❷ Den Apfel waschen, vierteln, entkernen und klein würfeln. Mit dem Zimt, Muskat und den Pekannüssen unter das Müsli mischen. Auf Schälchen verteilen und mit den Granatapfelkernen bestreut servieren.

Pro Portion: 439 kcal, 20 g F, 15 g EW, 46 g KH, 8 g BST
Vorbereitungszeit: 5 min, Zubereitungs-/Garzeit: 15 min,
Gesamtzeit: 20 min, Schwierigkeitsgrad: einfach

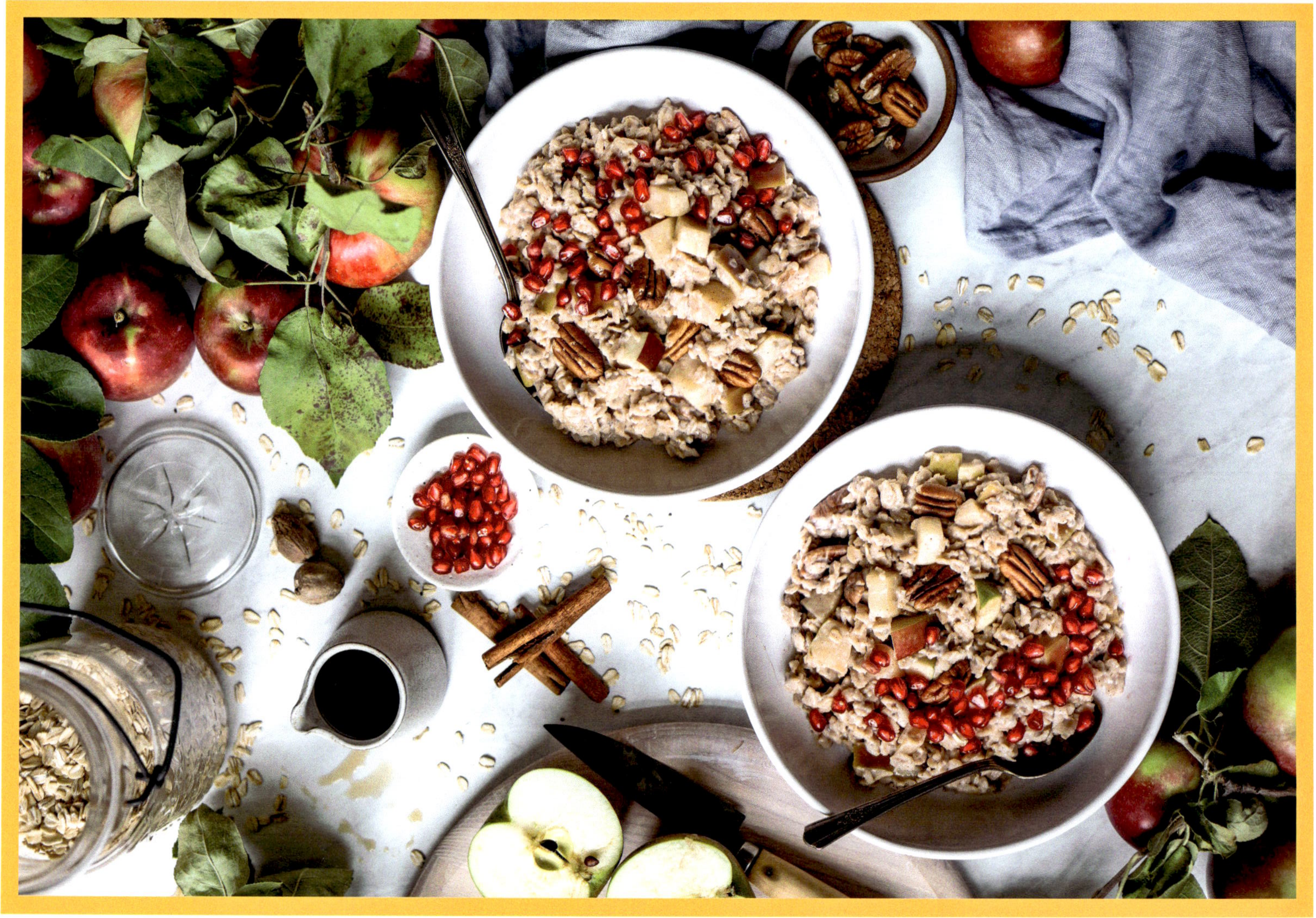

Amaranth-Zimt-Porridge mit Apfel und Beeren

Für 2 Portionen

50 g Amaranth
250 ml Milch, 1,5 %
0,5 TL Zimtpulver
40 g Dinkelflocken
80 ml Orangensaft
100 g Beeren-Mischung (TK, ungezuckert)
20 g getrocknete Datteln
40 g Nüsse (Mandeln und Haselnüsse)
0,5 Apfel
1 TL Zitronensaft
120 g Joghurt, 1,5 %

1. Amaranth und Milch in einem Topf mit dem Zimt aufkochen und bei milder Hitze 25–30 Minuten leise köcheln. Die Dinkelflocken untermischen, von der Hitze nehmen und ca. 15 Minuten ausquellen lassen.

2. Inzwischen für die Beeren den Orangensaft in einem Topf aufkochen. Die Beeren untermischen, kurz aufkochen, dann abkühlen lassen.

3. Die Datteln klein schneiden und die Nüsse hacken. Den Apfel schälen, entkernen und raspeln. Mit dem Zitronensaft beträufeln.

4. Vor dem Servieren den Joghurt unter das Porridge mischen, in Schälchen füllen und mit den Datteln, Nüssen und Apfel toppen. Mit den Beeren servieren.

Pro Portion: 466 kcal, 16 g F, 18 g EW, 57 g KH, 10 g BST
Vorbereitungszeit: 15 min, Zubereitungs-/Garzeit: 45 min, Gesamtzeit: 1 h, Schwierigkeitsgrad: einfach

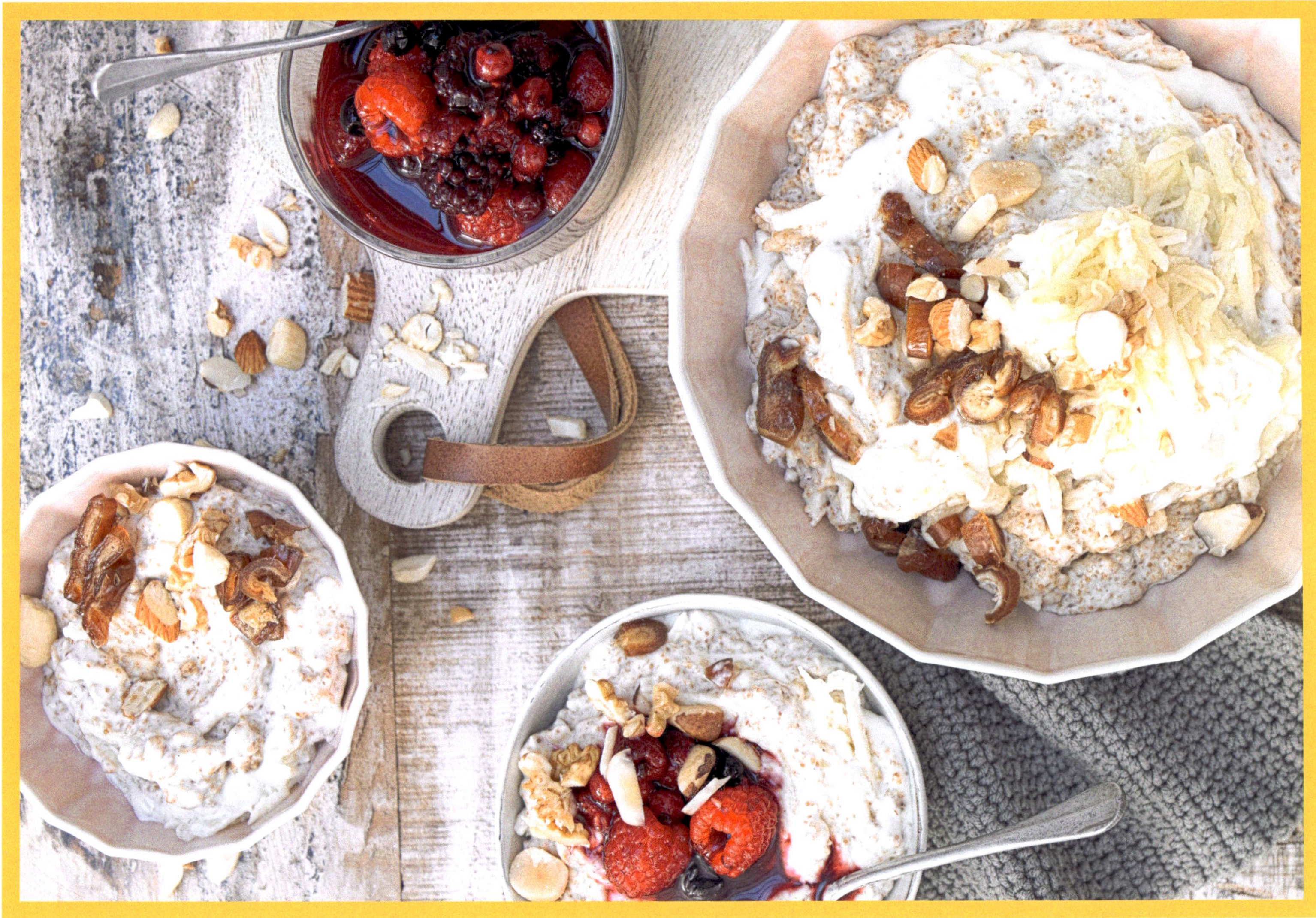

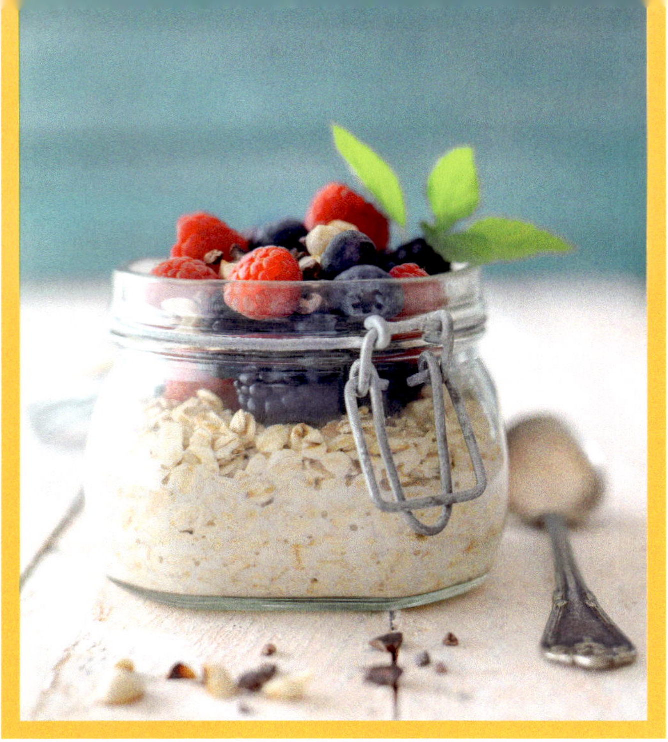

Für 2 Portionen

80 g 5-Korn-Flocken (Vollkorn)
2 TL Haferkleie
400 ml Kokosdrink (ungesüßt)
2 Handvoll gemischte Beeren (Himbeeren, Brombeeren, Heidelbeeren)
1 EL Cashewkerne
2 TL Kakao-Nibs (vegan)

Overnight Oats mit frischen Beeren

Die Flocken mit der Kleie vermischen und in zwei Bügelgläser füllen. Mit dem Kokosdrink übergießen. Verschließen und über Nacht im Kühlschrank ziehen lassen.

Am nächsten Tag die Beeren verlesen. Die Cashews grob hacken und zusammen mit den Kakao-Nibs und den Beeren auf den Overnight Oats anrichten. Nach Belieben mit frischer Minze garnieren.

Pro Portion: 360 kcal, 9 g F, 8 g EW, 58 g KH, 7 g BST
Vorbereitungszeit: 10 min, Ruhezeit: 8 h,
Gesamtzeit: 8 h 10 min, Schwierigkeitsgrad: einfach

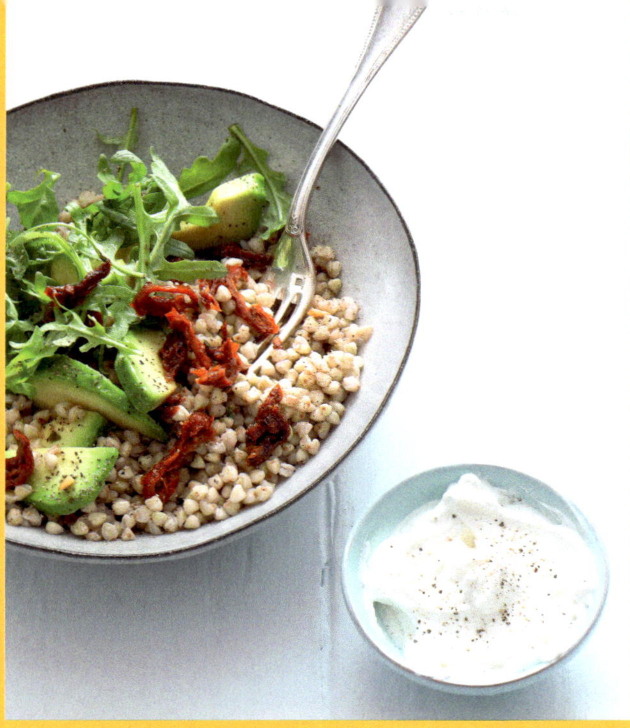

Für 2 Portionen

120 g Buchweizen
Salz
30 g Tomaten (soft, getrocknet)
2 Handvoll Rucola
0,5 Avocado
Pfeffer (aus der Mühle)
80 g Ziegenfrischkäse
2 TL Zitronensaft

Mediterranes Buchweizenporridge mit Ziegenfrischkäse

Den Buchweizen in einem Topf mit ca. 300 ml Wasser und einer Prise Salz aufkochen und zugedeckt bei schwacher Hitze 15–20 Minuten garen, dabei ab und zu umrühren. Inzwischen die Tomaten in feine Streifen schneiden. Rucola verlesen, waschen und trocken schütteln, grobe Stiele entfernen.

Avocado halbieren, Kern entfernen, aus der Schale lösen und das Fruchtfleisch in Scheiben schneiden. Den Buchweizen auf Schälchen verteilen. Mit Tomaten, Rucola und Avocado toppen. Mit etwas Pfeffer würzen. Ziegenfrischkäse mit Zitronensaft glatt rühren, mit etwas Salz und Pfeffer würzen und in Schälchen dazu reichen.

Pro Portion: 443 kcal, 21 g F, 16 g EW, 46 g KH, 5 g BST
Vorbereitungszeit: 15 min, Zubereitungs-/Garzeit: 20 min,
Gesamtzeit: 35 min, Schwierigkeitsgrad: einfach

Orangenquark mit Leinsamen und frischen Beeren

Für 2 Portionen

1 Orange
250 g Quark (Magerstufe)
150 ml Milch, 1,5 %
4 EL Goldleinsamen (geschrotet)
1 EL Cashewkerne
1 EL Mandeln
80 g Beeren (Heidel- oder Himbeeren)

1. Die Orange gründlich schälen und die weiße Haut entfernen. Die Filets herausschneiden. Dabei den Saft auffangen und den Saft vom übrigen Fruchtfleisch dazudrücken. Den Orangensaft mit dem Quark, der Milch und 3 EL Leinsamen verrühren. Etwa 10 Minuten quellen lassen.

2. Inzwischen die Cashewkerne und Mandeln in einer Pfanne kurz anrösten. Abkühlen lassen und grob hacken. Die Beeren verlesen.

3. Zum Servieren den Quark auf Schälchen verteilen. Mit den Orangenfilets und Beeren belegen. Den Nuss-Mix und die restlichen Leinsamen darüberstreuen. Nach Belieben mit wenig Honig beträufeln.

Pro Portion: 405 kcal, 18 g F, 31 g EW, 20 g KH, 16 g BST
Vorbereitungszeit: 10 min, Ruhezeit: 10 min,
Gesamtzeit: 20 min, Schwierigkeitsgrad: einfach

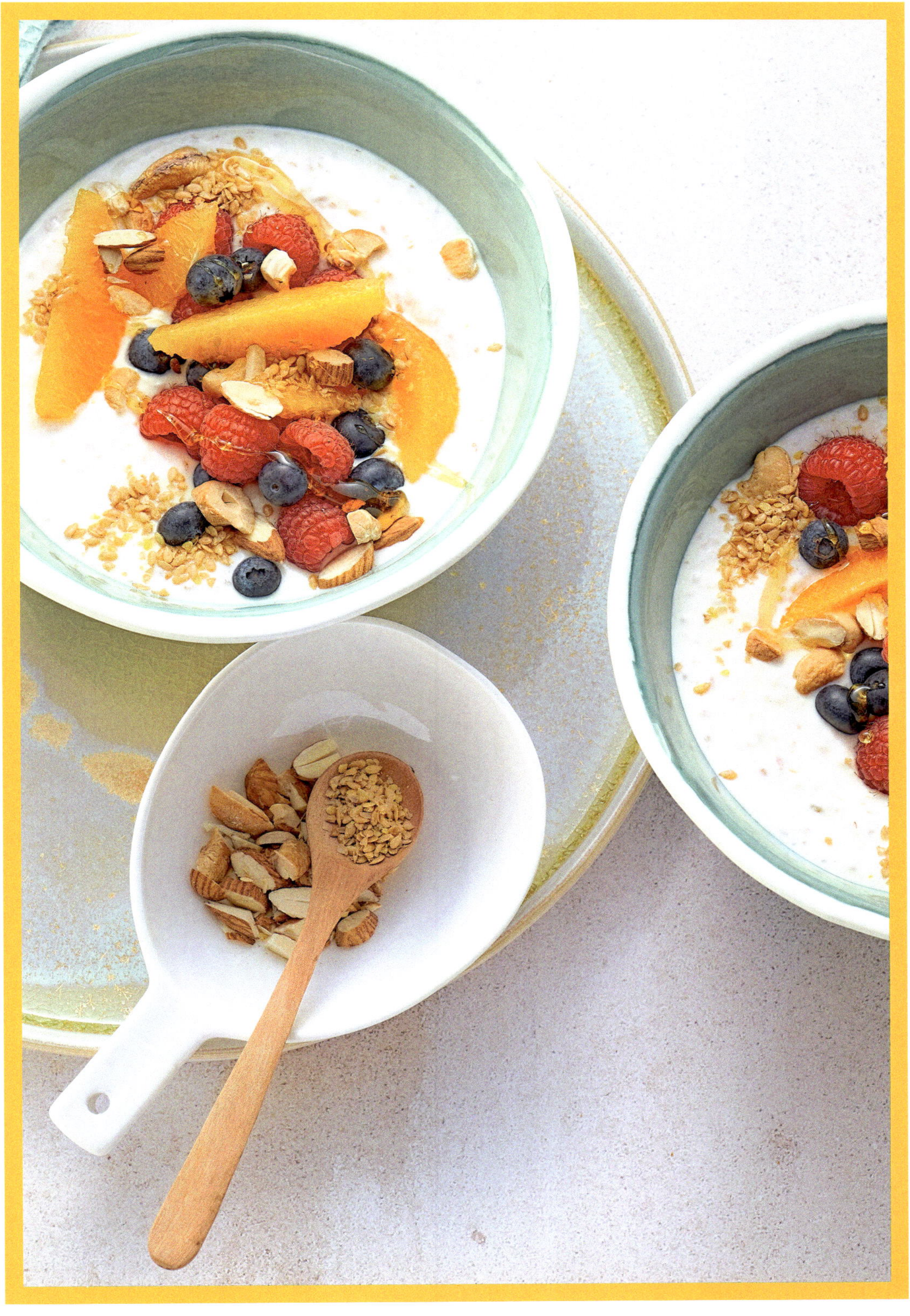

Rührei mit grünem Spargel und Vollkornbrot

Für 2 Portionen

200 g Spargel (grün)
1 TL Olivenöl
Salz
Pfeffer (aus der Mühle)
4 Eier
4 Radieschen (mit jungem Grün)
2 TL Schnittlauchröllchen
1 Scheibe Vollkornbrot

1. Den Spargel waschen, putzen und die Spitzen abschneiden. Die Stangen in Scheiben schneiden und die Spitzen nach Belieben längs halbieren. Zusammen in einer Pfanne im heißen Öl 2–3 Minuten anschwitzen. Mit Salz und Pfeffer würzen. Eier verquirlen, darübergießen und unter Rühren bei milder Hitze stocken lassen.

2. Radieschen waschen, putzen und halbieren. Das Rührei auf Tellern anrichten, mit Radieschen garnieren, mit Schnittlauch bestreuen und das halbierte Brot dazu reichen.

Pro Portion: 260 kcal, 14 g F, 18 g EW, 12 g KH, 4 g BST
Vorbereitungszeit: 10 min, Zubereitungs-/Garzeit: 10 min,
Gesamtzeit: 20 min, Schwierigkeitsgrad: einfach

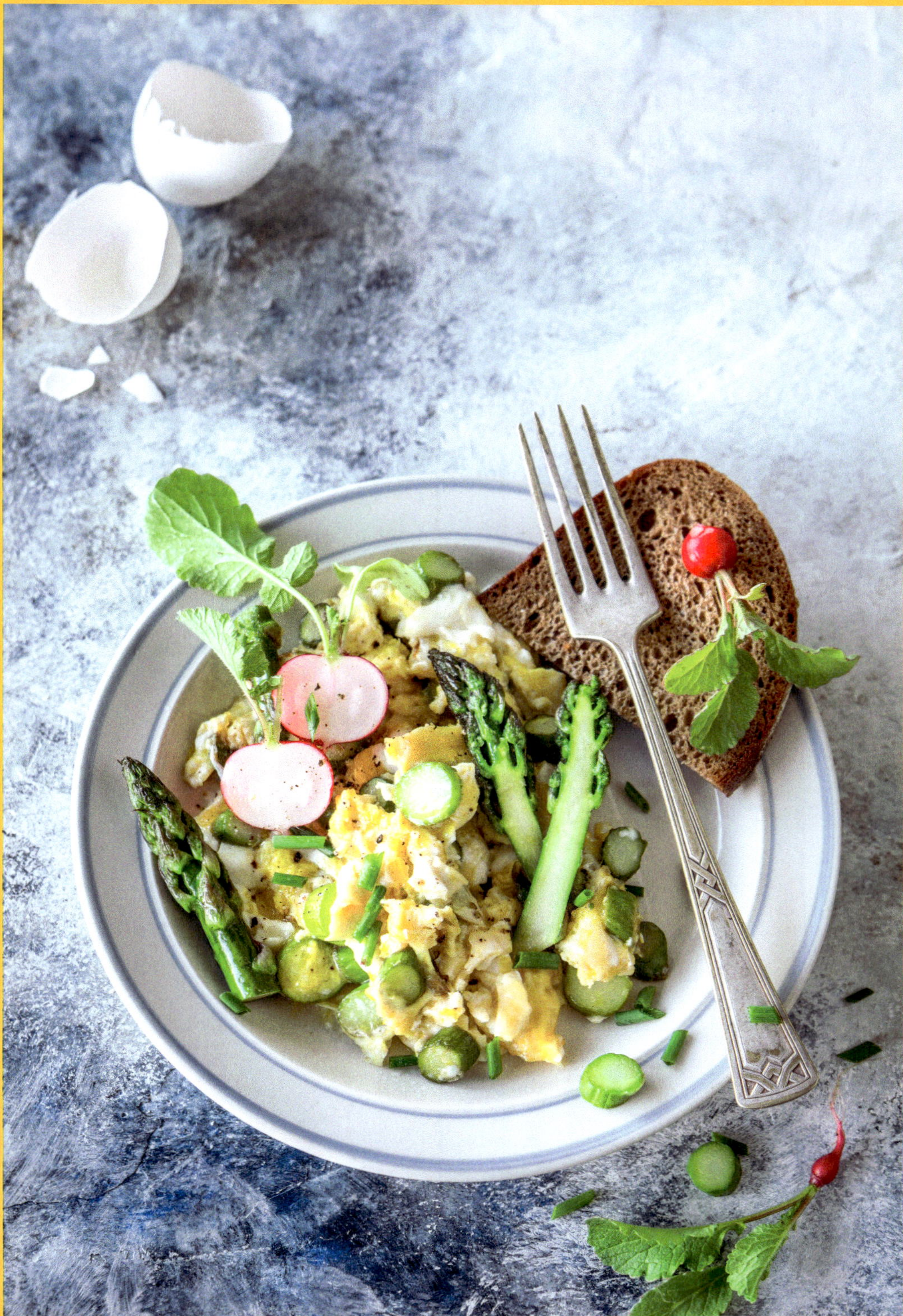

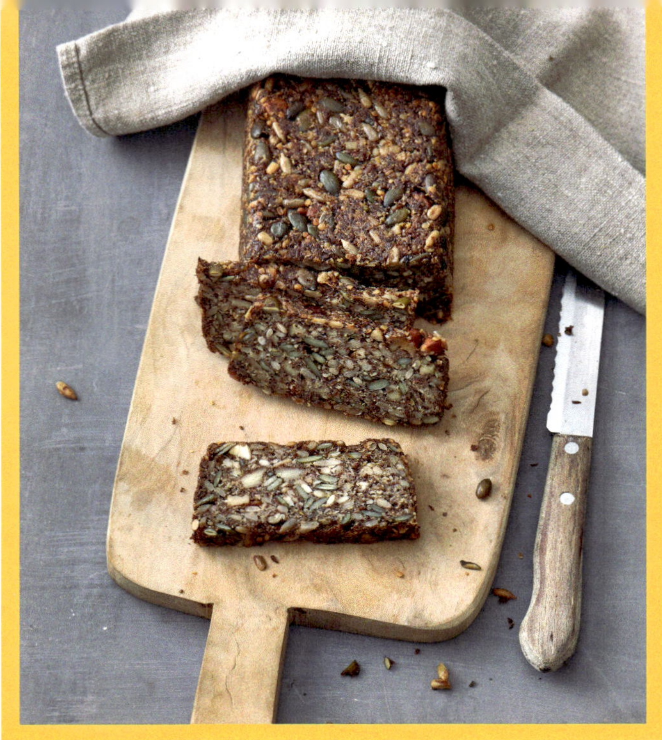

Für 20 Scheiben (1 Kastenform, ca. 25 cm)

150 g Leinsamenschrot
80 g Nusskernmischung (z. B. Mandeln, Walnusskerne, Haselnüsse)
100 g Sonnenblumenkerne
50 g Kürbiskerne
20 g Sesam
30 g Flohsamenschalen (gemahlen)
40 g Hanfsamen (geschält)
1 TL Salz
1 EL Olivenöl
und für die Kastenform

Saatenbrot mit Flohsamenschalen und Hanfsamen

Eine Kastenform (ca. 25 cm) mit Öl auspinseln. Im Blitzhacker 30 g Leinsamen zu Mehl mahlen. Die Nüsse grob hacken. Mit dem Leinsamenmehl, -schrot, Kernen, Sesam, Flohsamen, Hanfsamen und Salz mischen. Das Öl mit ca. 300 ml warmem Wasser unterrühren und die Masse in die Kastenform füllen. Glatt streichen und abgedeckt ca. 4 Stunden ruhen lassen. Den Ofen auf 180 °C Ober- und Unterhitze vorheizen. Das Brot im Ofen auf der zweiten Schiene von unten 60–70 Minuten backen. Vorsichtig aus der Form lösen und auskühlen lassen.

Pro Scheibe: 106 kcal, 8 g F, 5 g EW, 0 g KH, 4 g BST
Vorbereitungszeit: 15 min, Ruhezeit: 4 h, Backzeit: 1 h 10 min, Gesamtzeit: 5 h 25 min, Schwierigkeitsgrad: einfach

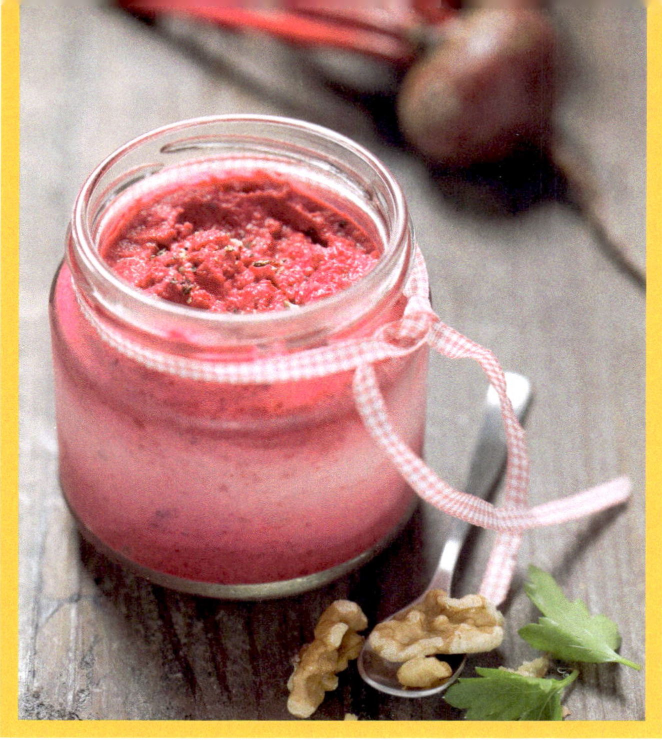

Für 2 Portionen

200 g junge Rote Bete
0,5 TL Fenchelsamen
0,5 TL Kreuzkümmel
2 Stängel Petersilie
1 TL Zitronensaft
20 g Walnüsse
100 g Ricotta
Meersalz
Pfeffer (aus der Mühle)

Rote-Bete-Aufstrich mit Ricotta

Die Rote Bete waschen, putzen und ca. 30 Minuten gar dämpfen. Abkühlen lassen, pellen und auskühlen lassen. Fenchel und Kreuzkümmel in einer Pfanne kurz anrösten. Abkühlen lassen und im Mörser zerstoßen. Die Petersilie abbrausen, trocken schütteln, die Blätter abzupfen und fein hacken. Die Rote Bete mit dem Zitronensaft und den Walnüssen fein pürieren. Ricotta, Petersilie und Würzmischung unterrühren und mit Salz und Pfeffer abschmecken.

Pro Portion: 203 kcal, 13 g F, 8 g EW, 11 g KH, 3 g BST
Zubereitungszeit: 15 min, Garzeit ca.: 30 min,
Gesamtzeit: 45 min, Schwierigkeitsgrad: leicht

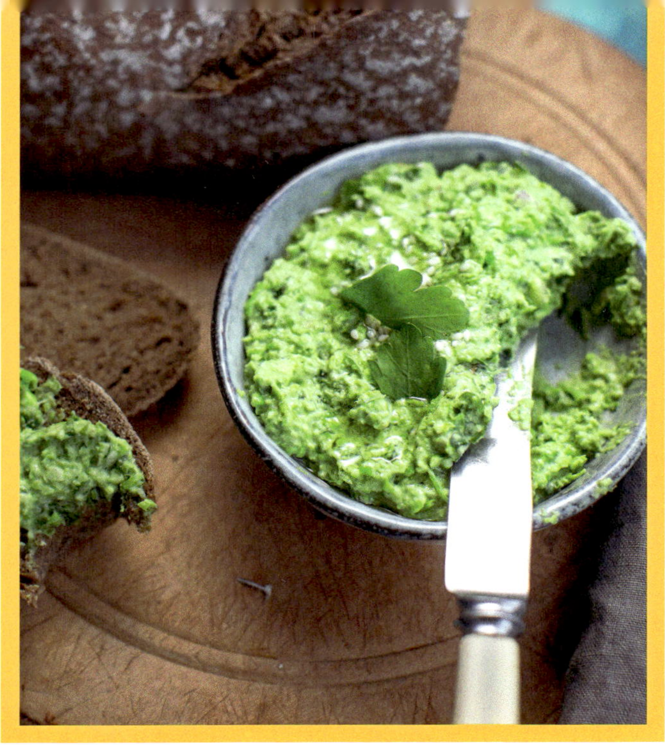

Für 2 Portionen

150 g Erbsen
Salz
1 Knoblauchzehe
0,5 Handvoll Petersilie
0,5 Zitrone (bio, Abrieb und Saft)
2 TL Leinöl
100 g Hüttenkäse
Pfeffer (aus der Mühle)

Erbsenaufstrich mit Petersilie

Die Erbsen in kochendem Salzwasser 2–3 Minuten blanchieren, abgießen, abschrecken und abtropfen lassen. Den Knoblauch abziehen. Die Petersilie abbrausen, trocken schütteln und die Blätter abzupfen. Ein wenig zum Garnieren beiseitelegen.

Den Rest mit den Erbsen, Knoblauch, Zitronensaft, -abrieb und Leinöl im Blitzhacker leicht stückig zerkleinern. Den Hüttenkäse untermischen und mit Salz und Pfeffer abschmecken. In ein Schälchen füllen und mit der übrigen Petersilie garnieren.

Pro Portion: 171 kcal, 7 g F, 12 g EW, 12 g KH, 4 g BST
Vorbereitungszeit: 10 min, Zubereitungs-/Garzeit: 5 min,
Gesamtzeit: 15 min, Schwierigkeitsgrad: einfach

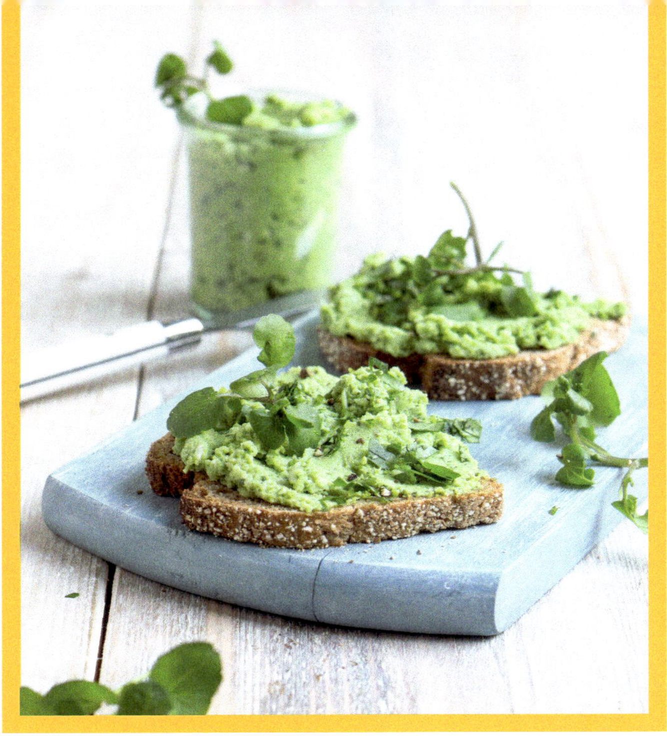

Für 2 Portionen

200 g Brokkoli
Salz
2 Handvoll Brunnenkresse
30 g Mandeln
1 TL Olivenöl
1 EL Limettensaft
Pfeffer (aus der Mühle)

Brokkoli-Brunnenkresse-Aufstrich mit Mandeln

Den Brokkoli abbrausen, putzen und in kleine Röschen teilen. Den Strunk schälen und klein schneiden. Zusammen in Salzwasser 4–5 Minuten blanchieren, abschrecken und gut abtropfen lassen. Die Kresse abbrausen, verlesen und trocken schleudern. Ein wenig zum Garnieren beiseitelegen. Vom Rest die Hälfte grob hacken. Die zweite Hälfte mit Brokkoli, Mandeln, Olivenöl und Limettensaft cremig pürieren. Evtl. etwas kaltes Wasser ergänzen. Die gehackte Kresse untermischen und mit Salz und Pfeffer abschmecken. Zum Servieren z. B. auf Vollkorn- oder Körnerbrot streichen und mit der übrigen Kresse garnieren.

Pro Portion: 156 kcal, 11 g F, 7 g EW, 4 g KH, 5 g BST
Vorbereitungszeit: 10 min, Zubereitungs-/Garzeit: 5 min,
Gesamtzeit: 15 min, Schwierigkeitsgrad: einfach

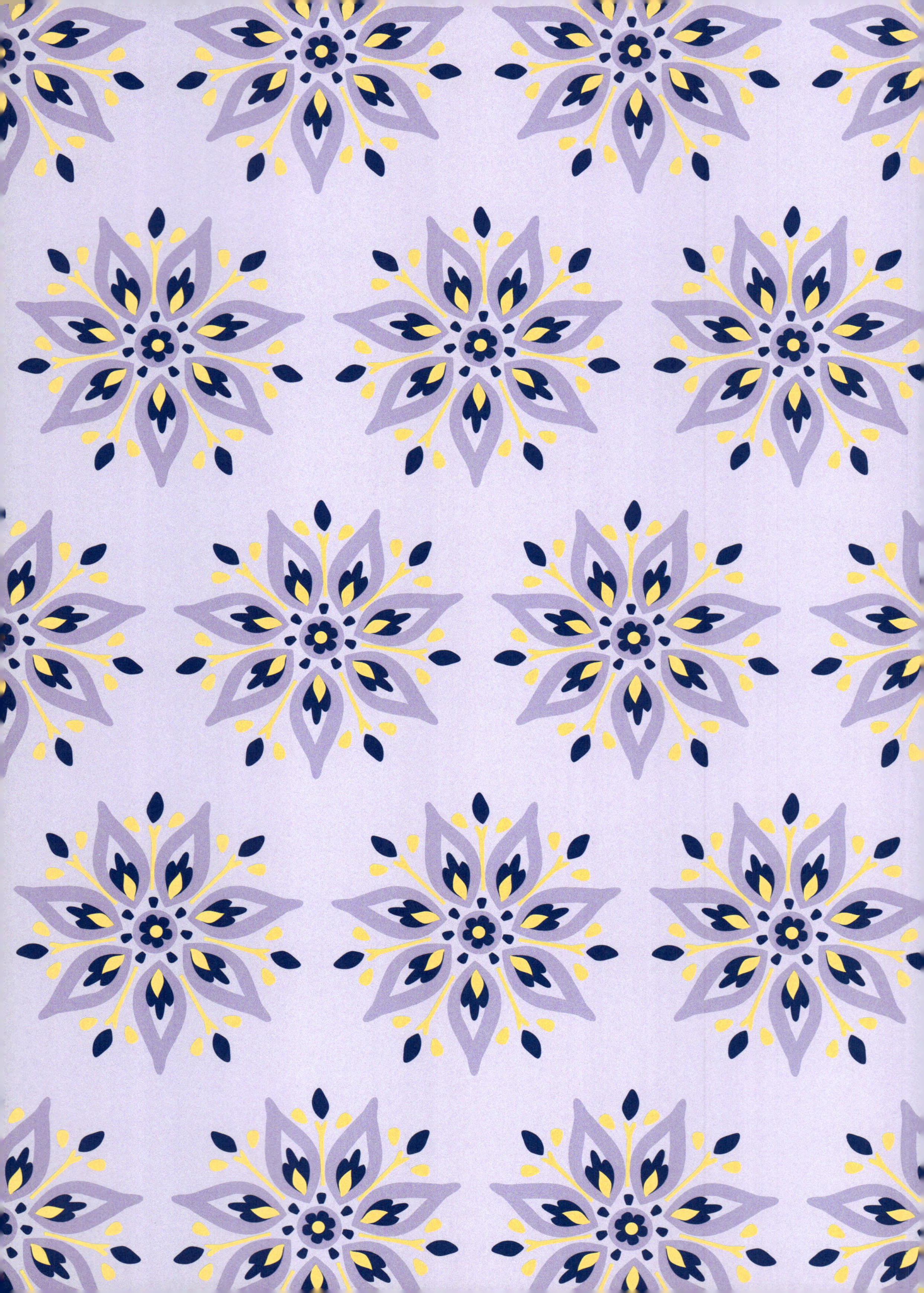

Salate

Gurkensalat mit Wassermelone und geräuchertem Feta

Für 2 Portionen

100 g Feta (fettarm)
0,5 TL Paprikapulver
400 g Wassermelonen-fruchtfleisch
150 g Radieschen
2 Stängel Minze
2 Mini-Gurken
1 TL Rapsöl
2 EL Weißweinessig
1 EL Zitronensaft
Meersalz
1 TL Sesam (schwarz)

1. Den Feta trocken tupfen. Mit Paprika würzen und auf dem heißen Grill mit Deckel und Räuchermehl ca. 10 Minuten leicht räuchern und bräunen lassen. Anschließend etwas abkühlen lassen.

2. Die Wassermelone in ca. 1 cm dicke Scheiben, dann in mundgerechte Stücke schneiden. Die Radieschen, Minze und Gurken abbrausen. Die Radieschen putzen. 3–4 Radieschen, etwa 1/2 Gurke und ein paar Stücke Wassermelone für das Dressing klein würfeln und mit dem Öl, Essig, Zitronensaft und Salz vermengt ziehen lassen.

3. Von den übrigen Radieschen einige ganz lassen, den Rest in feine Scheiben schneiden oder hobeln. Die Minzeblätter abzupfen und die Gurke längs ebenfalls in dünne Scheiben hobeln.

4. Die vorbereiteten Zutaten locker in einer Schüssel vermengen. Den geräucherten Feta darüberbröckeln. Salat mit Sesam bestreut servieren.

Pro Portion: 245 kcal, 10 g F, 16 g EW, 22 g KH, 3 g BST
Vorbereitungszeit: 20 min, Garzeit: 10 min,
Gesamtzeit: 30 min, Schwierigkeitsgrad: einfach

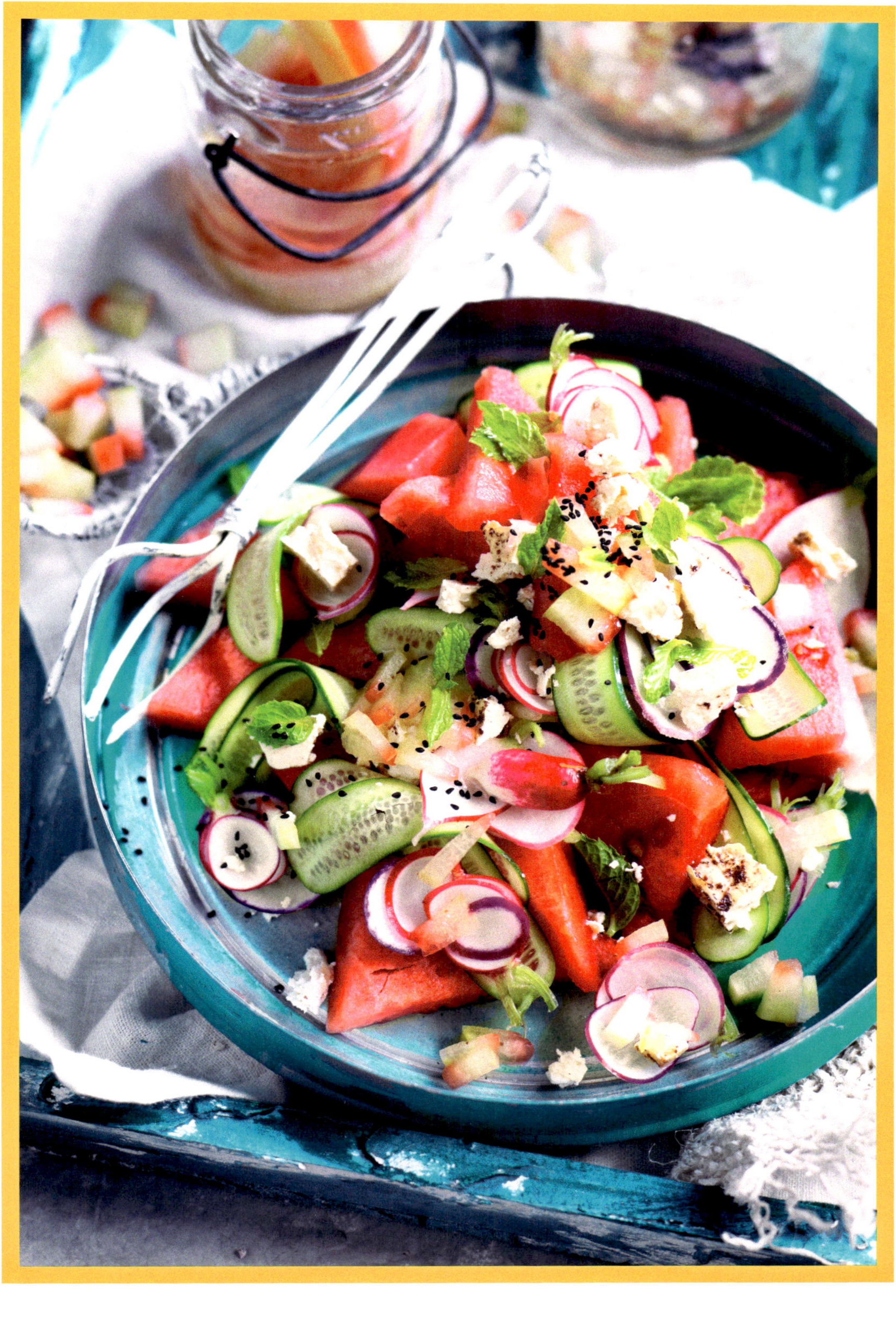

Salat mit gerösteter Rote Bete, Feta und Granola

Für 2 Portionen

400 g junge Rote Bete
3 TL Olivenöl
1 Eiweiß (S)
30 g Quinoa
1 TL Fenchelsamen
1 TL Sesamsamen
1 EL Kürbiskerne
1 EL Sonnenblumenkerne
Salz
Pfeffer (aus der Mühle)
1 Orange
1 EL Apfelessig
0,5 TL Senf
100 g bunter Pflücksalat
0,5 rote Zwiebel
60 g Feta (fettarm)

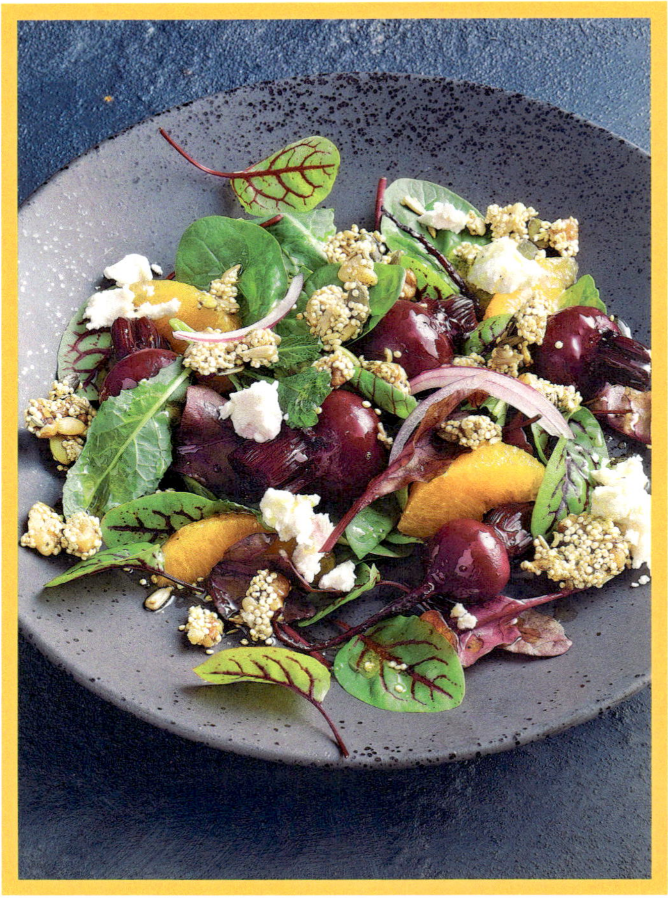

1. Den Ofen auf 180 °C Umluft vorheizen.

2. Die Rote Bete gründlich waschen und putzen. In eine Backform legen und mit 1 TL Öl beträufeln. Mit Backpapier bedecken und im Ofen ca. 40 Minuten weich backen. Abkühlen lassen und pellen.

3. Für das Granola ein Backblech mit Backpapier belegen. Das Eiweiß schaumig aufschlagen. Quinoa, Fenchel, Sesam, Kürbis- und Sonnenblumenkerne untermischen.
Mit Salz und Pfeffer würzen und auf das Blech geben. Glatt streichen und im Ofen ca. 20 Minuten goldbraun backen. Abkühlen lassen und in Stücke brechen.

4. Die Orange gründlich mit der weißen Haut schälen und die Filets herausschneiden. Dabei den Saft auffangen und den Saft vom übrigen Fruchtfleisch mit dazudrücken.
Den Saft mit dem Essig, Senf und übrigem Öl verquirlen. Das Dressing mit Salz und Pfeffer abschmecken.

5. Den Pflücksalat abbrausen, verlesen und trocken schleudern. Die Zwiebel abziehen und in feine Streifen schneiden.

6. Salat, Zwiebeln und Orangenfilets in einer Schüssel locker mit dem Dressing vermengen und auf Teller anrichten.
Die Rote Bete dazwischensetzen, den Feta darüberbröckeln und mit Granola garniert servieren.

Pro Portion: 430 kcal, 19 g F, 21 g EW, 37 g KH, 10 g BST
Vorbereitungszeit: 30 min, Backzeit: 1 h,
Gesamtzeit: 1 h 30 min, Schwierigkeitsgrad: medium

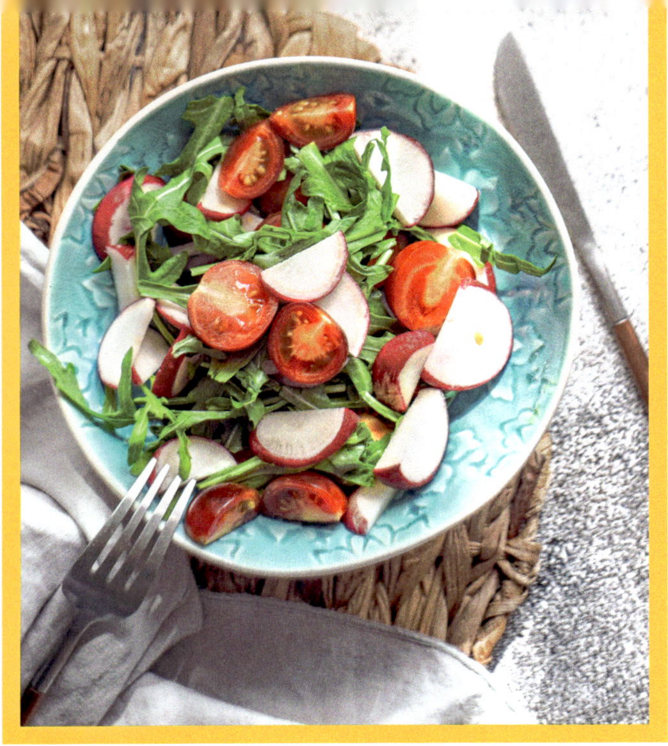

Für 2 Portionen

100 g Radieschen
120 g Rucola
200 g Kirschtomaten
3 TL Leinöl
2 EL Apfelessig
2 EL Orangensaft
0,5 TL Senf
Salz

Rucolasalat mit Tomaten und Radieschen

Die Radieschen, Rucola und Tomaten waschen und putzen. Die Radieschen in Spalten schneiden und die Tomaten halbieren oder vierteln. Die vorbereiteten Zutaten bunt auf tiefe Teller anrichten. Für das Dressing das Leinöl mit dem Essig, Orangensaft und Senf verrühren und mit Salz abschmecken. In einem Kännchen zum Salat servieren.

Pro Portion: 119 kcal, 8 g F, 3 g EW, 6 g KH, 3 g BST
Vorbereitungszeit: 15 min, **Schwierigkeitsgrad:** einfach

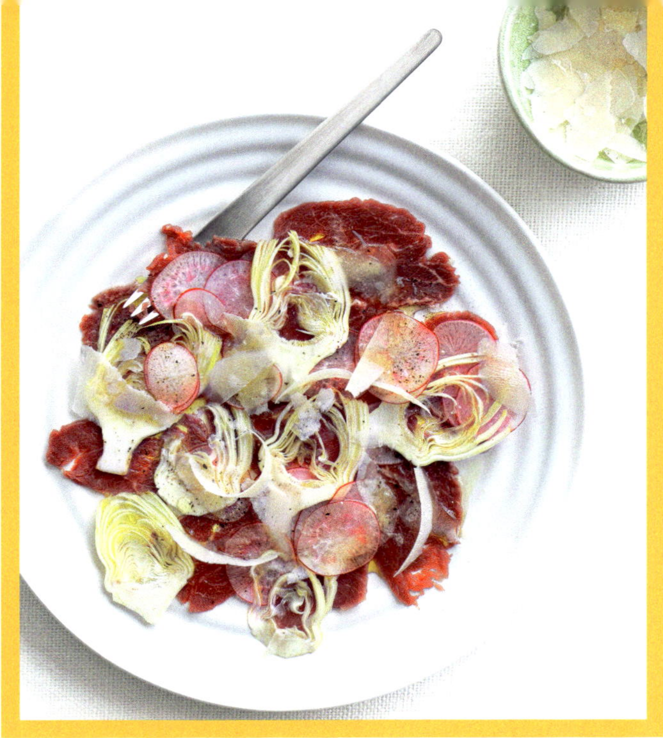

Für 2 Portionen

3 EL Zitronensaft
1 EL Olivenöl
Meersalz
Pfeffer (aus der Mühle)
150 g Rinderfilet, küchenfertig pariert
2 junge Artischocken
4 Radieschen
30 g gehobelter Parmesan

Rinder-Carpaccio mit Artischocken und Radieschen

Den Zitronensaft mit dem Olivenöl verrühren und mit Salz und Pfeffer würzen. Die möglichst gekühlten Teller mit etwas Würzöl bepinseln.
Das Rinderfilet trocken tupfen und in Scheiben schneiden. Dann zwischen Folie möglichst dünn ausklopfen und die Scheiben auf Teller legen. Die Artischocken und Radieschen abbrausen und putzen. Beides in feine Scheiben hobeln und auf dem Carpaccio verteilen. Mit dem übrigen Würzöl beträufeln und mit dem Parmesan bestreut servieren.

Pro Portion: 309 kcal, 23 g F, 22 g EW, 2 g KH, 4 g BST
Vorbereitungszeit: 15 min, Schwierigkeitsgrad: einfach

Grüner Bohnensalat mit Pfirsich und Ziegenkäse

Für 2 Portionen

1 Pfirsich
250 g grüne Bohnen
Salz
2 Handvoll Babyspinat
0,5 rote Zwiebel
1 Handvoll Koriandergrün
80 g Vollkornbaguette
80 g Ziegenkäse (Rolle)
Pfeffer (aus der Mühle)
20 g Mandeln
1 Frühlingszwiebel
0,5 TL Senf
3 EL Balsamico (weiß)
1 EL Olivenöl

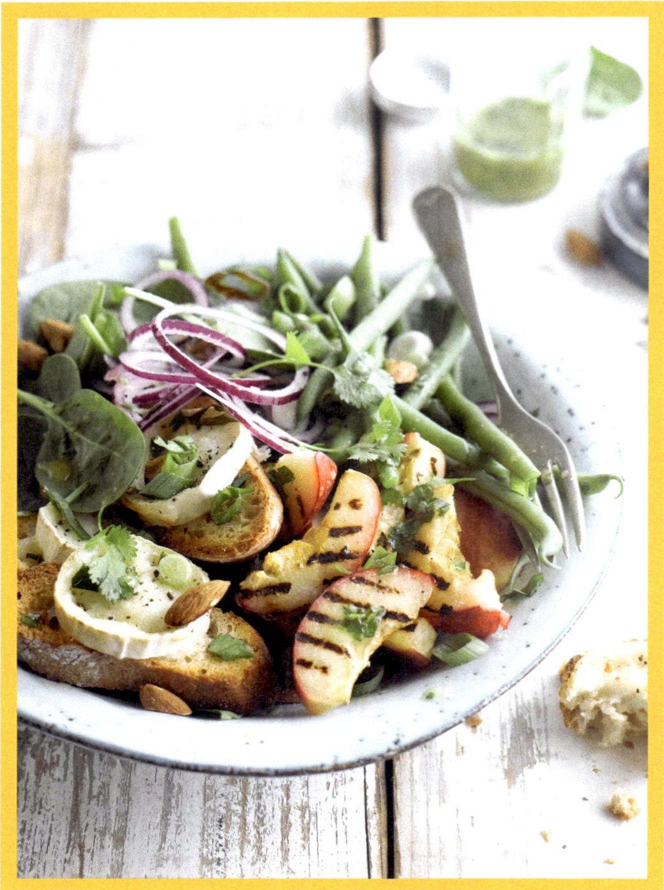

❶ Den Pfirsich waschen, halbieren, entkernen und in Spalten schneiden. In einer Grillpfanne oder auf einem Grill mit einem Grillmuster versehen. Die Bohnen putzen und in kochendem Salzwasser 6–8 Minuten blanchieren, abschrecken und abtropfen lassen. Den Spinat waschen und trocken schleudern. Die Zwiebel schälen und in dünne Ringe schneiden. Das Koriandergrün waschen, trocken schütteln und grob hacken.

❷ Den Ofen auf Grillfunktion vorheizen.

❸ Das Baguette in dicke Scheiben schneiden und unter dem Grill auf einer Seite goldbraun rösten. Den Ziegenkäse in Scheiben schneiden. Das Baguette wenden, mit dem Käse belegen und zurück unter dem Grill kurz überbacken. Mit Pfeffer übermahlen.

❹ Die Mandeln grob hacken. Die Frühlingszwiebel waschen, putzen und in Ringe schneiden.

❺ Etwa 1 EL der Frühlingszwiebeln und 1 EL Koriandergrün mit dem Senf, Essig, Öl und 1–2 EL kaltem Wasser kurz aufmixen. Das Dressing mit Salz abschmecken.

❻ Bohnen und Spinat mit den Pfirsichen und Röstbrot in einer Schüssel oder auf Tellern anrichten. Mit den Zwiebeln, Mandeln, Koriandergrün und Frühlingszwiebeln bestreuen und mit dem Dressing beträufelt servieren.

Pro Portion: 488 kcal, 26 g F, 19 g EW, 40 g KH, 9 g BST
Vorbereitungszeit: 25 min, Back-/Garzeit: 15 min,
Gesamtzeit: 40 min, Schwierigkeitsgrad: einfach

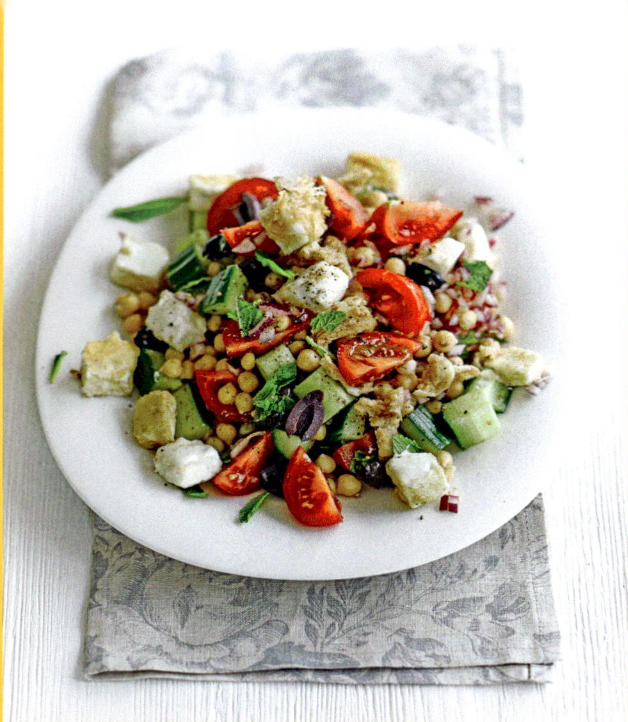

Für 2 Portionen

1 Bio-Salatgurke
100 g Kirschtomaten
2 Stängel Minze
150 g Kichererbsen (Dose)
0,5 rote Zwiebel
80 g schwarze Oliven (Kalamata, entsteint)
100 g Feta, fettarm
1 EL Dinkelvollkornmehl
0,5 TL Kreuzkümmelpulver
2 TL Olivenöl
2 EL Rotweinessig
Salz
Pfeffer (aus der Mühle)

Griechischer Kichererbsensalat mit schmelzendem Feta

Die Gurke, die Tomaten und die Minze abbrausen, die Gurke putzen und würfeln, die Kirschtomaten vierteln, die Minzeblätter abzupfen und hacken. Die Kichererbsen in einem Sieb abbrausen und abtropfen lassen. Die Zwiebel abziehen und fein würfeln. Die Oliven halbieren. Alle vorbereiteten Zutaten in eine Schüssel geben. Den Feta würfeln. Locker mit dem Mehl vermengen und dabei mit Kreuzkümmel würzen.
In einer beschichteten Pfanne in 1 TL heißem Öl leicht goldbraun braten und anschmelzen lassen. Den Essig mit dem übrigen Öl über den Salat träufeln, mit Salz und Pfeffer würzen und locker vermengen. Auf Teller anrichten und den Feta darüber verteilen.

Pro Portion: 402 kcal, 24 g F, 21 g EW, 23 g KH, 6 g BST
Vorbereitungszeit: 15 min, Garzeit: 5 min, Gesamtzeit: 20 min,
Schwierigkeitsgrad: einfach

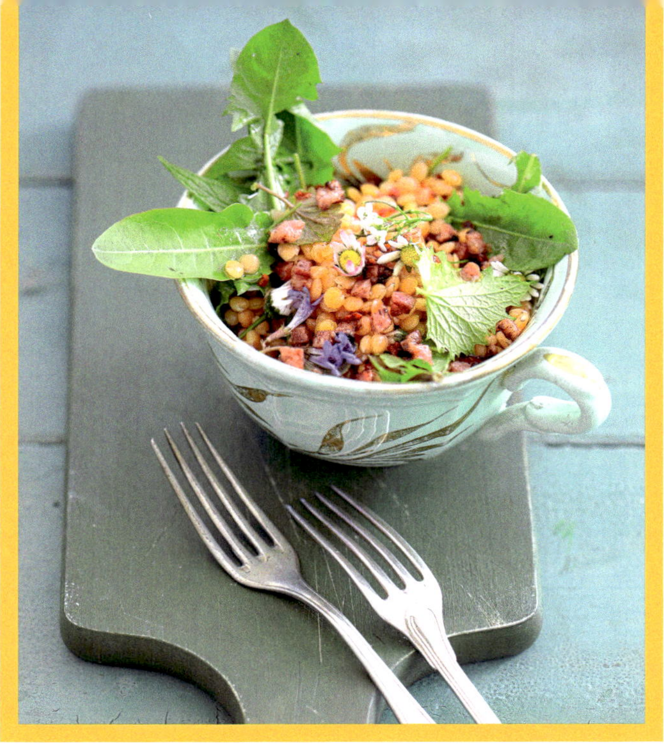

Für 2 Portionen

120 g rote Linsen
1 rote Zwiebel
1 Knoblauchzehe
2 TL Olivenöl
2 EL Himbeeressig
2 Handvoll junger Löwenzahn
0,5 TL Senf
2 EL Orangensaft
Salz
Pfeffer (aus der Mühle)

Roter Linsensalat mit Löwenzahn

Die Linsen in Wasser ca. 10 Minuten mit leichtem Biss gar kochen. Abschrecken und abtropfen lassen. Inzwischen die Zwiebel und den Knoblauch abziehen und beides fein würfeln. Zusammen in einer Pfanne in 1 TL heißem Öl leicht goldbraun anschwitzen. Mit dem Essig ablöschen und von der Hitze nehmen. Den Löwenzahn waschen, verlesen, trocken schleudern und grob zerpflücken. Ein paar Blätter zum Garnieren abnehmen. Den Rest mit den Zwiebeln, Senf, Orangensaft und dem übrigen Öl unter die Linsen mengen. Mit Salz und Pfeffer abschmecken und zum Beispiel in Tassen füllen. Mit dem übrigen Löwenzahn und nach Belieben mit Essblüten und Wildkräutern garnieren.

Pro Portion: 252 kcal, 6 g F, 16 g EW, 32 g KH, 2 g BST
Vorbereitungszeit: 10 min, **Zubereitungs-/Garzeit:** 10 min,
Gesamtzeit: 20 min

Chicorée-Rote-Bete-Salat mit rotem Hummus

Für 2 Portionen

Für den Hummus:
100 g Rote Bete (gegart)
1 Knoblauchzehe
80 g Kichererbsen (Dose)
1 TL Tahina
1 TL Olivenöl
1 EL Zitronensaft
Salz
Pfeffer (aus der Mühle)
0,5 TL Kreuzkümmel

Für den Salat:
1 Chicorée (rot)
100 g Rote Bete (gegart)
0,5 rote Zwiebel
1 Orange
1 TL Olivenöl
2 EL Apfelessig
Salz
2 Stängel Petersilie
60 g Oliven (schwarz)
Petersilie (glatt, zum Garnieren)

1. Für den Hummus die Rote Bete würfeln. Den Knoblauch abziehen. Die Kichererbsen in einem Sieb abbrausen, abtropfen lassen und mit Roter Bete, Knoblauch, Tahina, Olivenöl und Zitronensaft cremig pürieren. Nach Bedarf ein wenig kaltes Wasser ergänzen. Mit Salz und Pfeffer abschmecken. In ein Schälchen füllen und mit dem Kreuzkümmel bestreuen.

2. Für den Salat den Chicorée abbrausen, putzen und in einzelne Blätter teilen. Die Rote Bete in dünne Scheiben schneiden oder hobeln. Die Zwiebel abziehen und in feine Ringe schneiden. Die Orange gründlich mit der weißen Haut schälen und die Filets herausschneiden. Dabei den Saft auffangen und den Saft vom übrigen Fruchtfleisch dazupressen. Mit dem Olivenöl, Essig und Salz verrühren und abschmecken. Die Petersilie abbrausen, trocken schütteln und die Blätter abzupfen.

3. Den Chicorée mit den Rote-Bete-Scheiben, den Orangenfilets, Zwiebelringen und Oliven auf Teller anrichten. Das Dressing darüberträufeln und mit der Petersilie bestreuen. Mit dem Hummus servieren.

Pro Portion: 286 kcal, 16 g F, 7 g EW, 24 g KH, 7 g BST
Vorbereitungszeit: 25 min, Schwierigkeitsgrad: einfach

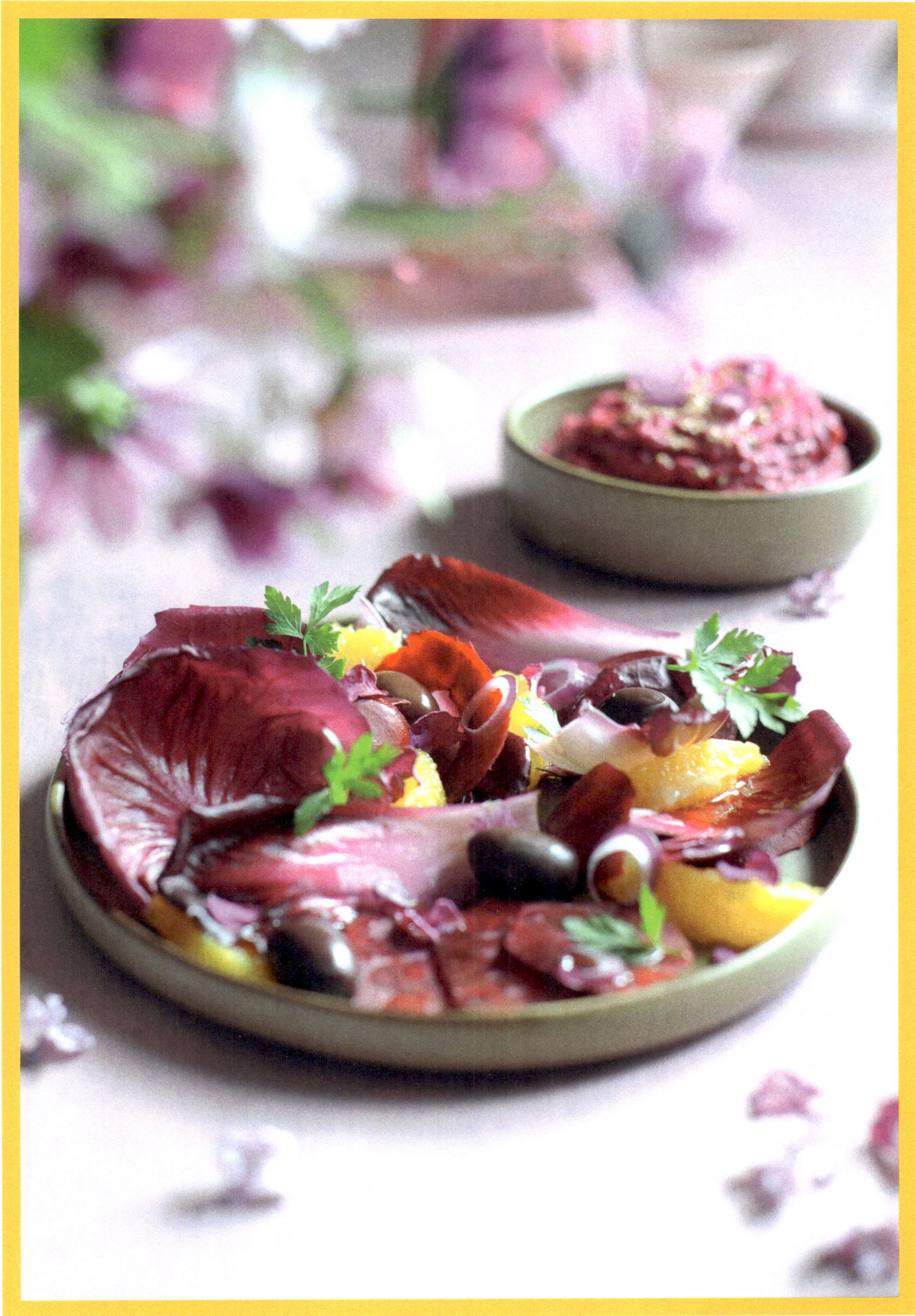

Radicchiosalat mit Orangen und Haselnüssen

Für 2 Portionen

30 g Haselnüsse
1 Orange
1 Blutorange
1 TL Rapsöl
1 TL Haselnussöl
2 EL Apfelessig
Meersalz
300 g Radicchio (bunt, verschiedene Sorten)

1. Die Gurke, die Tomaten und die Minze abbrausen, die Gurke putzen und würfeln, die Kirschtomaten vierteln, die Minzeblätter abzupfen und hacken.

2. Die Kichererbsen in einem Sieb abbrausen und abtropfen lassen. Die Zwiebel abziehen und fein würfeln. Die Oliven halbieren.

3. Alle vorbereiteten Zutaten in eine Schüssel geben. Den Feta würfeln. Locker mit dem Mehl vermengen und dabei mit Kreuzkümmel würzen. In einer beschichteten Pfanne in 1 TL heißem Öl leicht goldbraun braten und anschmelzen lassen.

4. Den Essig mit dem übrigen Öl über den Salat träufeln, mit Salz und Pfeffer würzen und locker vermengen. Auf Teller anrichten und den Feta darüber verteilen.

Pro Portion: 402 kcal, 24 g F, 21 g EW, 23 g KH, 6 g BST
Vorbereitungszeit: 15 min, Garzeit: 5 min, Gesamtzeit: 20 min,
Schwierigkeitsgrad: einfach

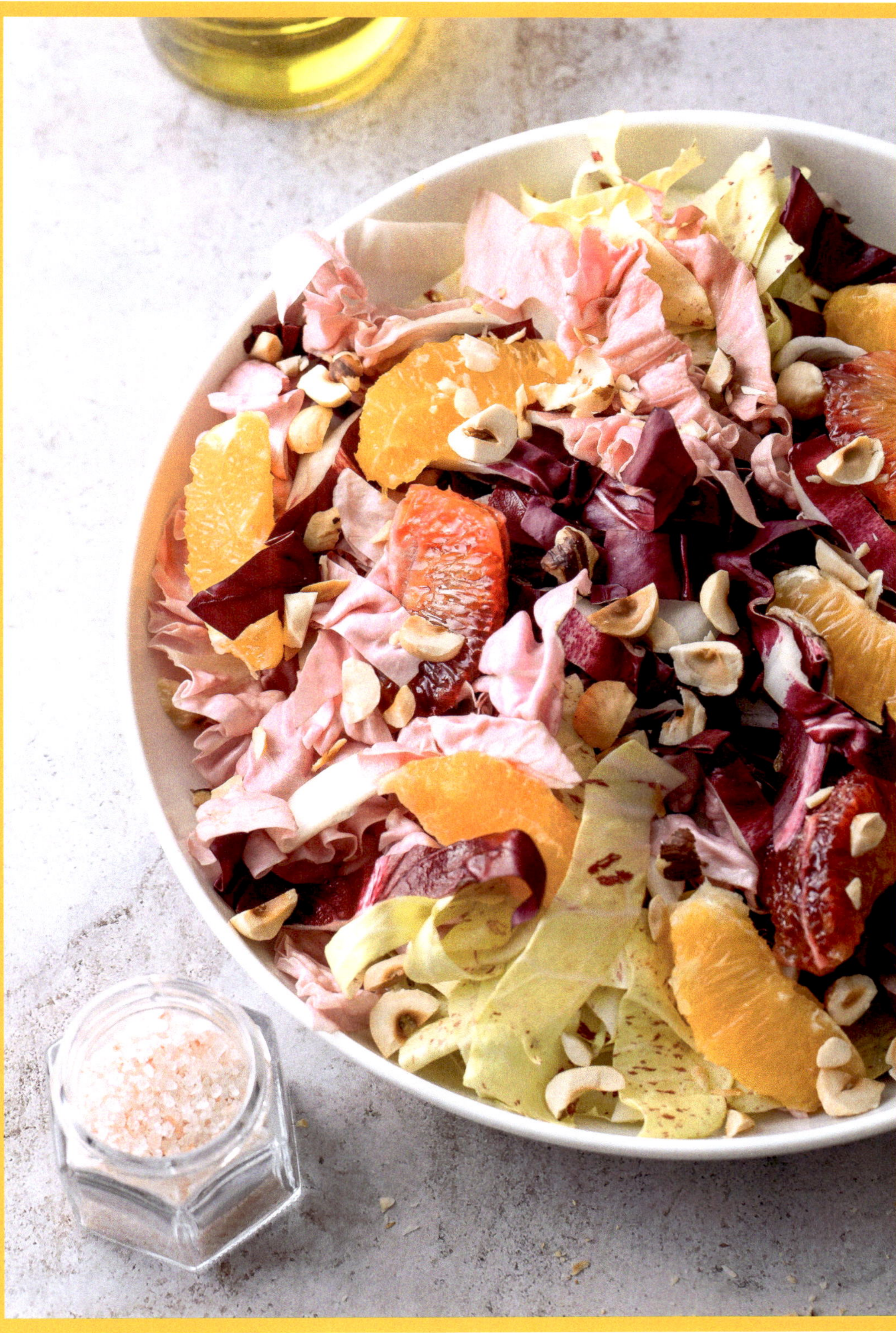

Artischockensalat mit dicken Bohnen

Für 2 Portionen

1 junge Artischocke
Salz
3 EL Zitronensaft
250 g dicke Bohnen (gepalt)
100 g Blattsalat (z. B. roter Kopfsalat und Radicchio)
4 Stängel Petersilie
0,5 rote Zwiebel
1 EL Mandeln
3 EL Balsamico (weiß)
2 TL Olivenöl
Pfeffer (aus der Mühle)
40 g grüne Oliven

1. Die Artischocke waschen, putzen und in Salzwasser mit 2 EL Zitronensaft ca. 5 Minuten garen. Abschrecken und abtropfen lassen. Bohnen ca. 5 Minuten in kochendem Salzwasser garen, danach ebenfalls abschrecken und abtropfen lassen.

2. Den Salat abbrausen, putzen und zerpflücken. Als Bett auf Tellern anrichten. Die Petersilie abbrausen, trocken schütteln, die Blätter abzupfen und hacken. Die Zwiebel abziehen und in feine Streifen schneiden. Die Mandeln grob hacken.

3. In einer Schüssel den Essig mit 1 EL Zitronensaft, Öl, Salz und Pfeffer verquirlen. Die Bohnen mit den Zwiebeln und Petersilie untermischen und mit der Artischocke und den Oliven auf dem Salatbett anrichten. Mit den Mandeln bestreuen. Nach Belieben mit Vollkornbrot servieren.

Pro Portion: 326 kcal, 15 g F, 13 g EW, 29 g KH, 10 g BST
Vorbereitungszeit: 15 min, Garzeit: 10 min,
Gesamtzeit: 25 min, Schwierigkeitsgrad: einfach

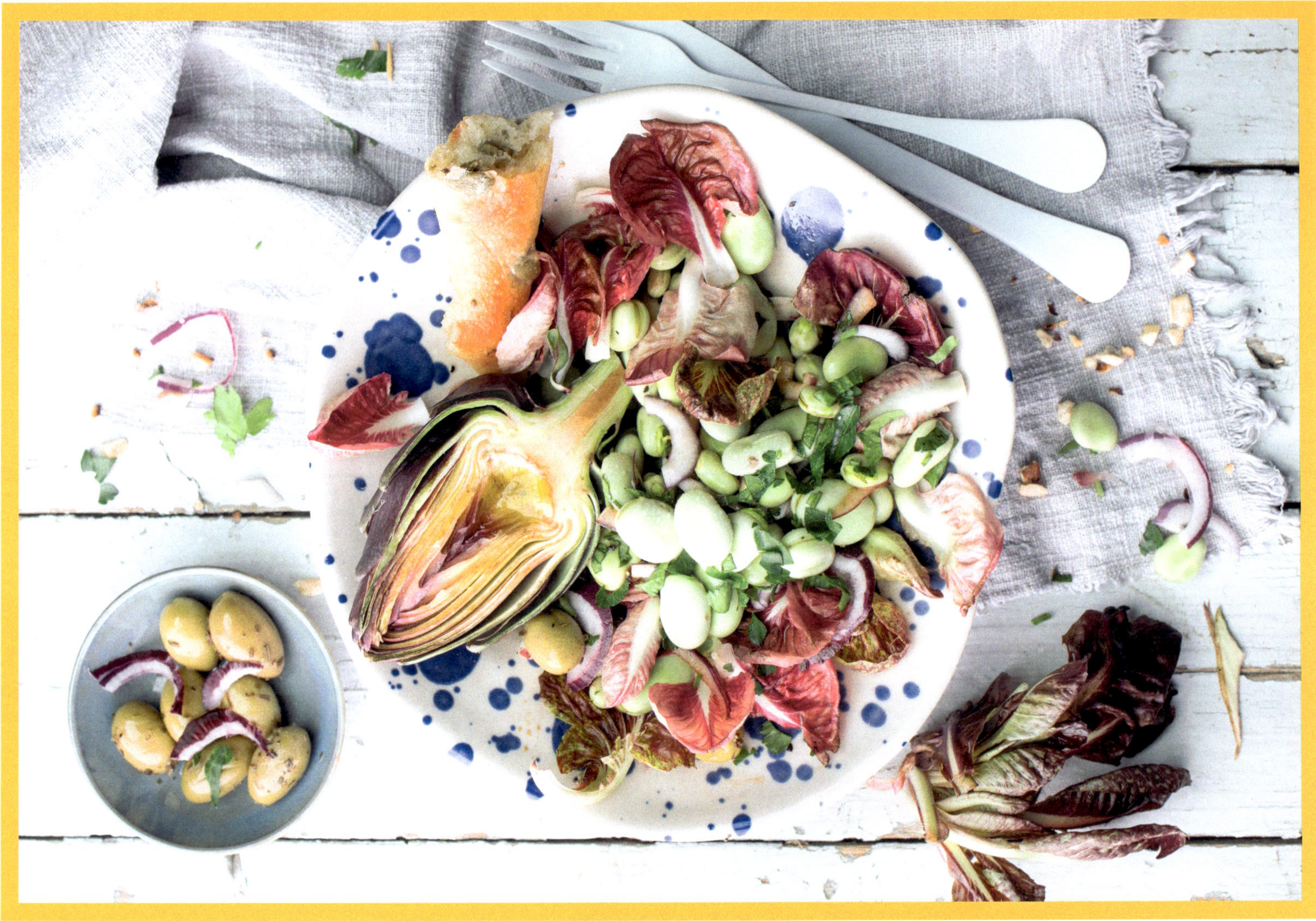

Dinkelsalat mit gegrillter Hühnerbrust

Für 2 Portionen

80 g Dinkel
Salz
250 g Hähnchenbrustfilet (2 Stück)
Pfeffer (aus der Mühle)
2 TL Rapsöl
200 g Radieschen (mit Grün)
1 TL Honig
150 g Kirschtomaten
1 EL Olivenöl
2 EL Balsamico (weiß)
2 EL Zitronensaft

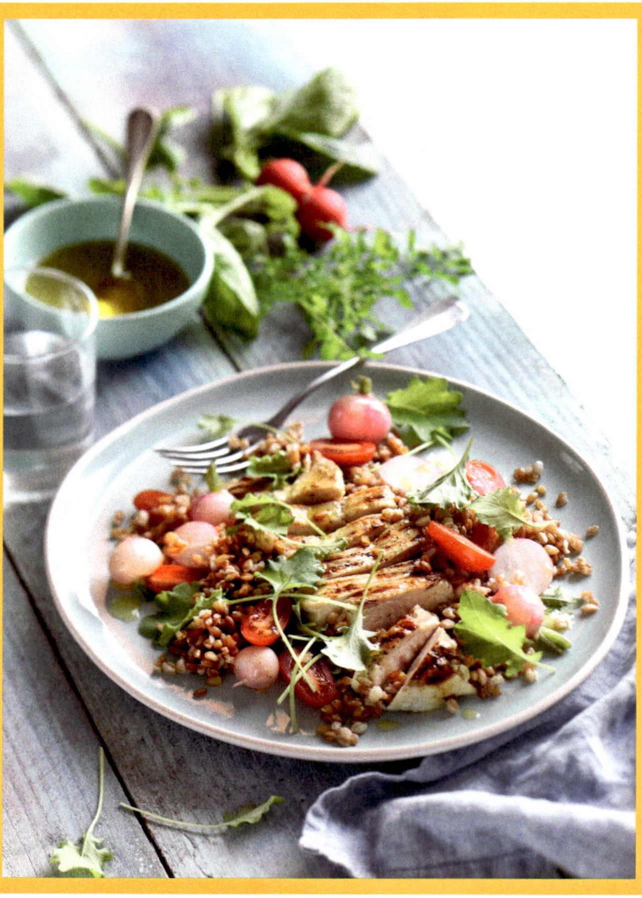

❶ Den Dinkel in einem Sieb abbrausen, dann in Salzwasser ca. 45 Minuten gar kochen. Dabei gelegentlich rühren.

❷ Inzwischen das Hähnchen abbrausen, trocken tupfen, evtl. leicht plattieren und mit Salz und Pfeffer würzen.
Mit 1 TL Öl bepinseln und auf dem heißen Grill 8–10 Minuten garen.

❸ Die Radieschen abbrausen, putzen und größere halbieren. Die jungen Blätter aufbewahren. Die Radieschen in einer Pfanne in 1 TL heißem Öl anschwitzen. Mit Salz und Pfeffer würzen, etwas Wasser angießen und mit dem Honig beträufeln. Mit Deckel ca. 5 Minuten gar dünsten. Dann offen die Flüssigkeit verdampfen lassen und glasieren. Von der Hitze nehmen.

❹ Die Tomaten abbrausen, putzen und halbieren.

❺ Für das Dressing das Olivenöl mit dem Balsamico, Zitronensaft und Salz verrühren und abschmecken.

❻ Den Dinkel kurz abschrecken und gut abtropfen lassen. Etwa die Hälfte des Dressings untermischen und auf Teller anrichten. Das Hähnchen in Streifen schneiden und mit den Radieschen und Tomaten auf dem Getreide anrichten. Mit dem übrigen Dressing beträufeln und mit den Radieschenblättern garniert servieren.

Pro Portion: 451 kcal, 14 g F, 39 g EW, 37 g KH, 7 g BST
Vorbereitungszeit: 25 min, Garzeit: 45 min,
Gesamtzeit: 1 h 10 min, Schwierigkeitsgrad: medium

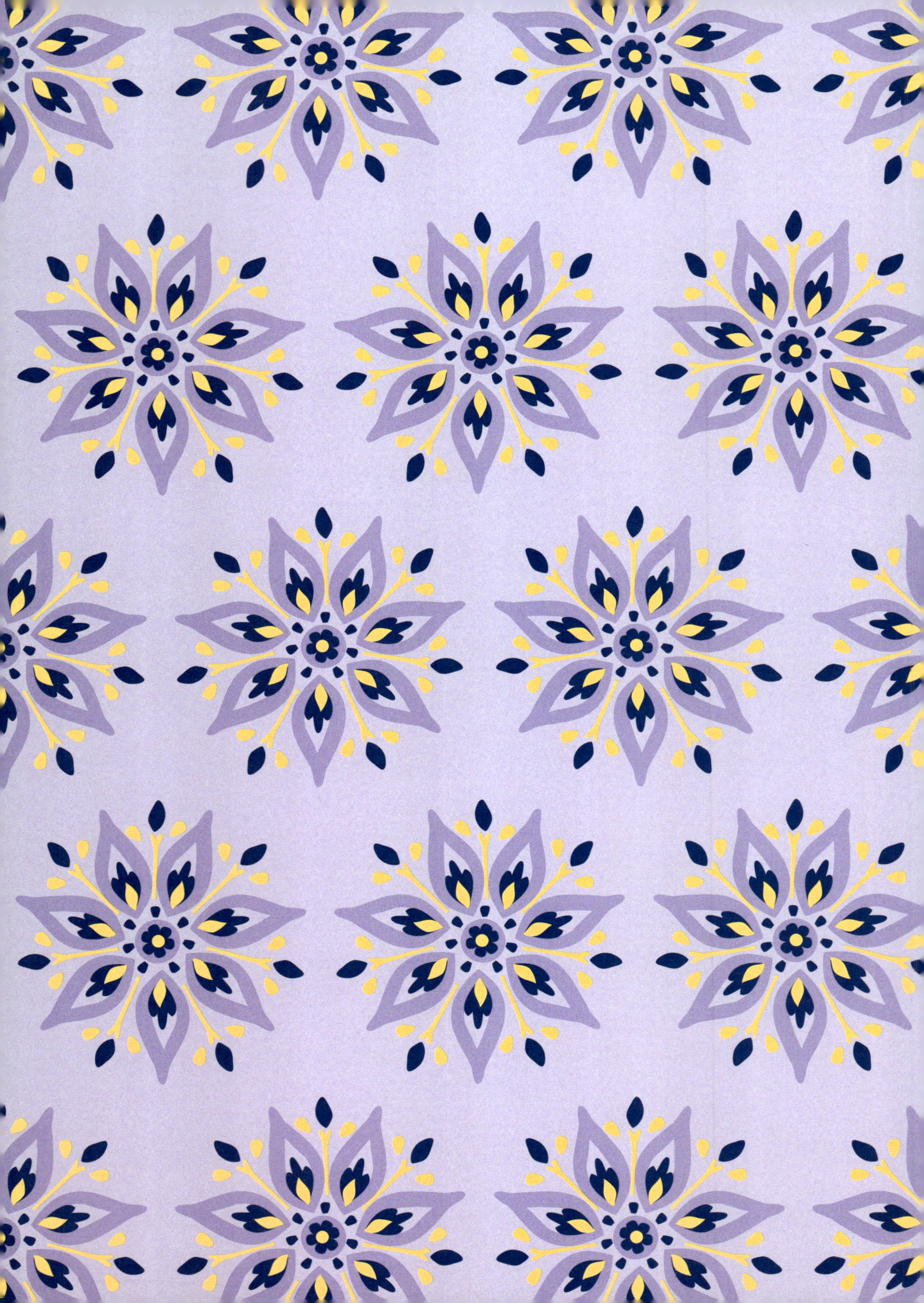

Suppen

Mediterrane Tomatensuppe

Für 2 Portionen

500 g Tomaten
4 Stängel Basilikum
1 Knoblauchzehe
1 kleine Zwiebel
2 TL Olivenöl
1 EL Tomatenmark
250 ml Gemüsebrühe
8 Kirschtomaten
150 ml Buttermilch
1 EL Zitronensaft
Salz
Pfeffer (aus der Mühle)

❶ Die Tomaten waschen, putzen und grob würfeln. Basilikum waschen, trocken schütteln und einige Blätter zum Garnieren abzupfen. Knoblauch und Zwiebel abziehen und fein würfeln. Zusammen in einem Topf in 1 TL heißem Olivenöl weich dünsten. Das Tomatenmark kurz mitschwitzen. Die Tomaten zugeben und mit der Brühe auffüllen. Das Basilikum ergänzen. Etwa 10 Minuten köcheln lassen. Die Suppe durch ein Passiergerät passieren (oder fein pürieren) und abkühlen lassen. Mindestens 30 Minuten in den Kühlschrank stellen.

❷ Zum Garnieren ein paar Basilikumblätter fein hacken. Die Kirschtomaten abbrausen, putzen und klein schneiden. 100 ml Buttermilch unter die Suppe rühren und mit Zitronensaft und Salz abschmecken. Auf Suppenteller verteilen und die Kirschtomaten darüber verteilen. Mit der übrigen Buttermilch und dem restlichen Öl beträufeln. Mit Pfeffer übermahlen und mit Basilikum garnieren.

Pro Portion: 179 kcal, 9 g F, 7 g EW, 15 g KH, 5 g BST
Vorbereitungszeit: 15 min, Zubereitungs-/Garzeit: 20 min,
Kühlzeit: 30 min, Gesamtzeit: 1 h 5 min,
Schwierigkeitsgrad: einfach

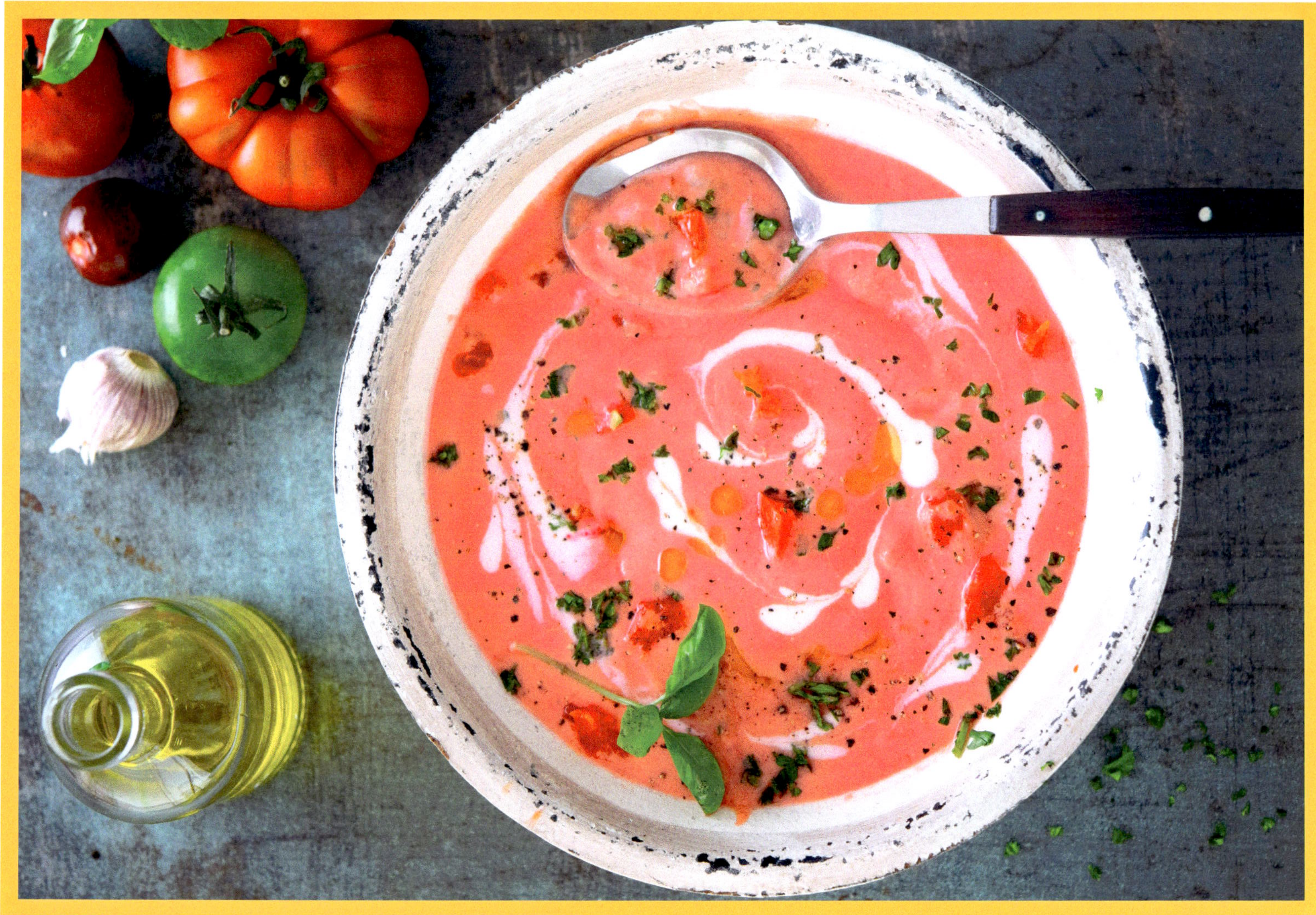

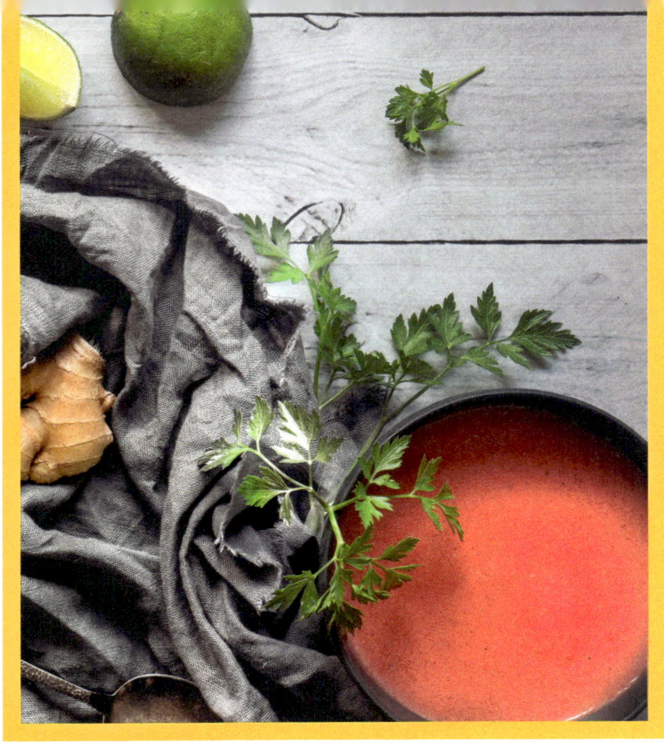

Für 2 Portionen

1 rote Zwiebel
20 g Ingwer
2 Rote Bete
1 Apfel
1 TL Rapsöl
500 ml Gemüsebrühe
100 ml Kokosmilch
1 Prise Kardamom (gemahlen)
2 EL Limettensaft
Salz
Pfeffer (aus der Mühle)
Petersilie (zum Garnieren)

Rote-Bete-Suppe mit Ingwer und Limette

Zwiebel und Ingwer schälen und beides klein würfeln. Die Rote Bete schälen und grob würfeln. Den Apfel schälen, vierteln, entkernen und in Stücke schneiden. Zwiebeln und Ingwer in einem Topf im heißen Öl kurz anschwitzen. Rote Bete und Apfel zugeben und ca. 5 Minuten dünsten.

Die Brühe angießen und die Suppe ca. 15 Minuten leise köcheln. Anschließend fein pürieren, die Kokosmilch ergänzen und nach Bedarf noch etwas einkochen lassen oder Wasser ergänzen. Mit Kardamom, Limettensaft, Salz und Pfeffer abschmecken. Auf Schälchen verteilen und mit Petersilie garnieren.

Pro Portion: 316 kcal, 18 g F, 4 g EW, 29 g KH, 7 g BST
Vorbereitungszeit: 10 min, Zubereitungs-/Garzeit: 25 min, Gesamtzeit: 35 min, Schwierigkeitsgrad: einfach

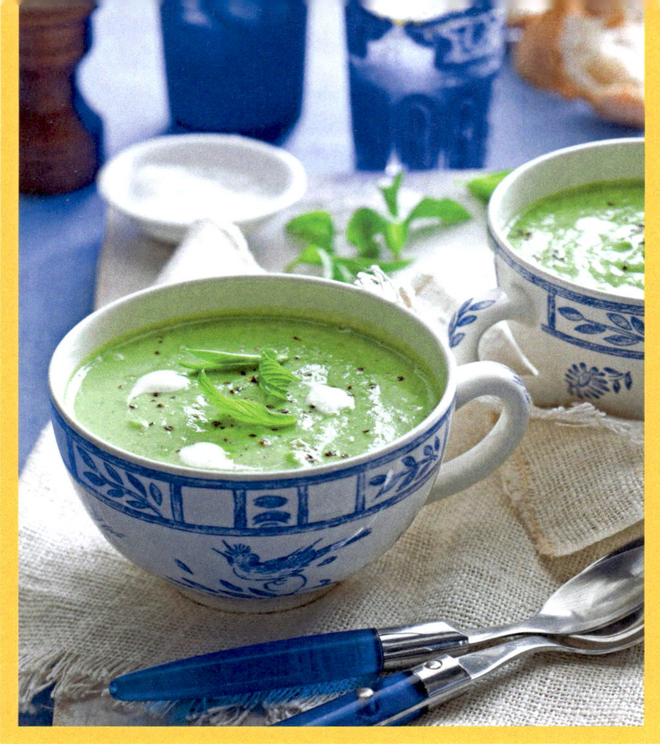

Für 2 Portionen

0,5 Handvoll Pfefferminze
1 Handvoll Spinat
1 Knoblauchzehe
1 walnussgroßes Stück Ingwer
1 TL Rapsöl
200 g Erbsen (frisch oder TK)
ca. 400 ml Gemüsebrühe
80 g Sauerrahm
1 TL Zitronensaft
Salz
Pfeffer (aus der Mühle)

Erbsencremesuppe mit Pfefferminze

Die Pfefferminze und Spinat abbrausen, einige Minzeblättchen zum Garnieren zur Seite legen, den Rest grob hacken. Den Knoblauch und den Ingwer schälen und fein hacken. Beides im heißen Öl anschwitzen. Die Erbsen mit der Brühe ergänzen und ca. 5 Minuten köcheln.

Etwa 60 g Sauerrahm mit Minze und Spinat zugeben und die Suppe fein pürieren. Evtl. noch etwas Wasser ergänzen. Mit Zitronensaft und Salz abschmecken und auf Suppentassen verteilen. Mit dem übrigen Sauerrahm garnieren, mit Pfeffer übermahlen und mit Minze bestreuen.

Pro Portion: 242 kcal, 14 g F, 9 g EW, 17 g KH, 6 g BST
Zubereitungszeit: 10 min, Kochen: 10 min,
Gesamtzeit: 20 min, Schwierigkeitsgrad: leicht

Brennnesselsuppe mit Pinienkernen

Für 2 Portionen

0,5 Stange Lauch
200 g Kartoffeln (mehligkochend)
100 g Knollensellerie
3 TL Olivenöl
500 ml Gemüsebrühe
Salz
Pfeffer (aus der Mühle)
2 Handvoll Brennnesseln (jung)
3 TL geriebener Parmesan
2 TL Pinienkerne
1 TL Apfelessig
Hornveilchen (für die Garnitur)

❶ Den Lauch abbrausen, putzen und in Ringe schneiden. Kartoffeln und Sellerie schälen, beides klein würfeln. Alles zusammen in einem Topf in 1 TL Olivenöl kurz anschwitzen. Die Brühe angießen und mit Salz und Pfeffer würzen. Die Suppe ca. 15 Minuten bei milder Hitze köcheln lassen.

❷ Brennnesselblätter (mit Einweghandschuhen) von den Stängeln zupfen und gründlich waschen. Trocken tupfen. Einige davon für die Deko zur Seite geben. Dabei mit einem Messer über die Pflanzenteile streichen, damit die Brenn-Härchen zerstört werden. Den Rest mit dem übrigen Öl und 1–2 EL Wasser pürieren.

❸ Die Suppe in einen Mixer füllen und mit 2 TL Parmesan und 1 TL Pinienkernen fein pürieren. Etwa 2/3 vom Brennnessel-Mus unterrühren und mit Essig abschmecken.

❹ Die Suppe in Schalen füllen, mit dem übrigen Kräutermus beträufeln, mit Brennnesselblättern und Veilchen garnieren und mit übrigen Pinienkernen und Parmesan bestreut servieren.

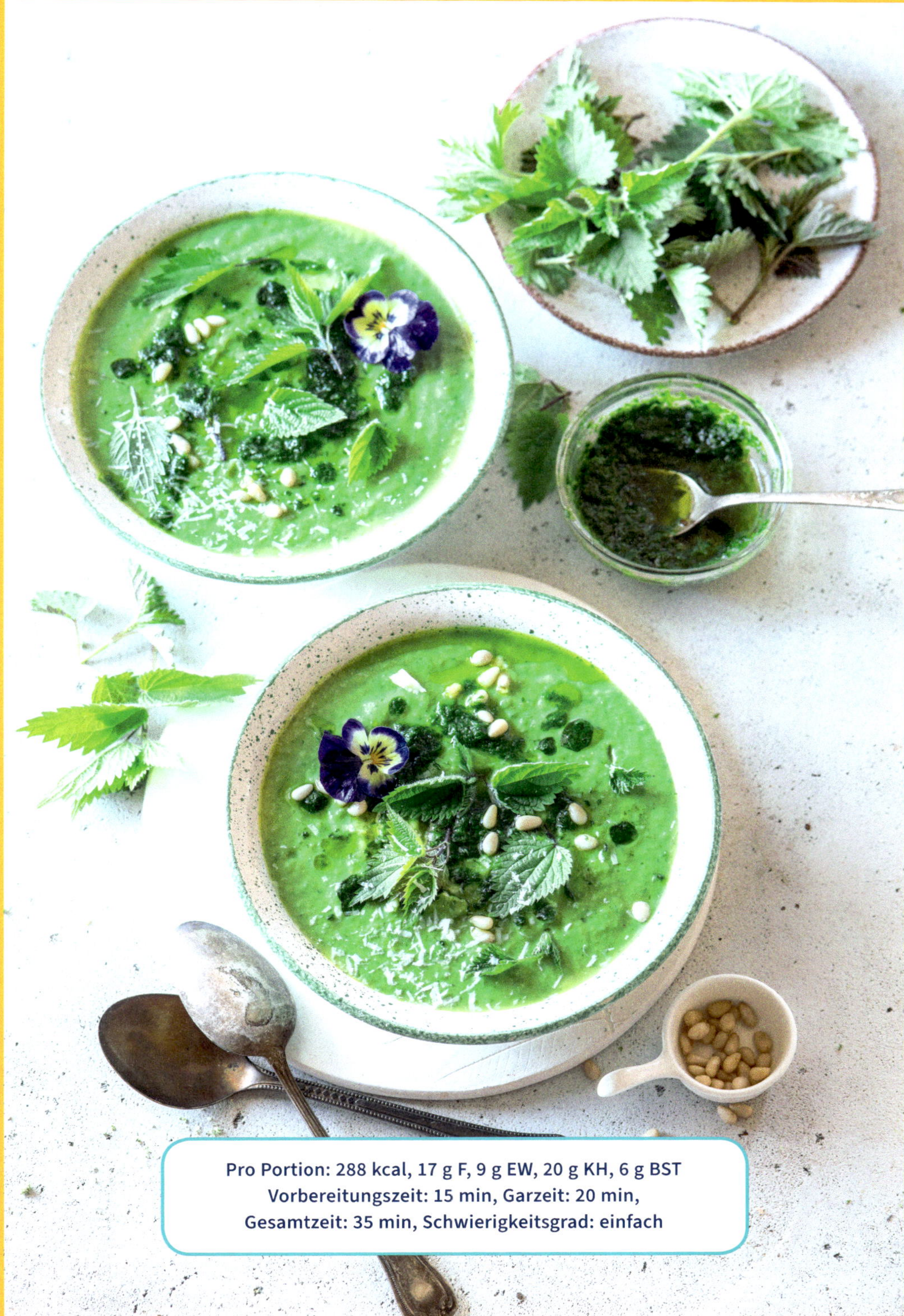

Pro Portion: 288 kcal, 17 g F, 9 g EW, 20 g KH, 6 g BST
Vorbereitungszeit: 15 min, Garzeit: 20 min,
Gesamtzeit: 35 min, Schwierigkeitsgrad: einfach

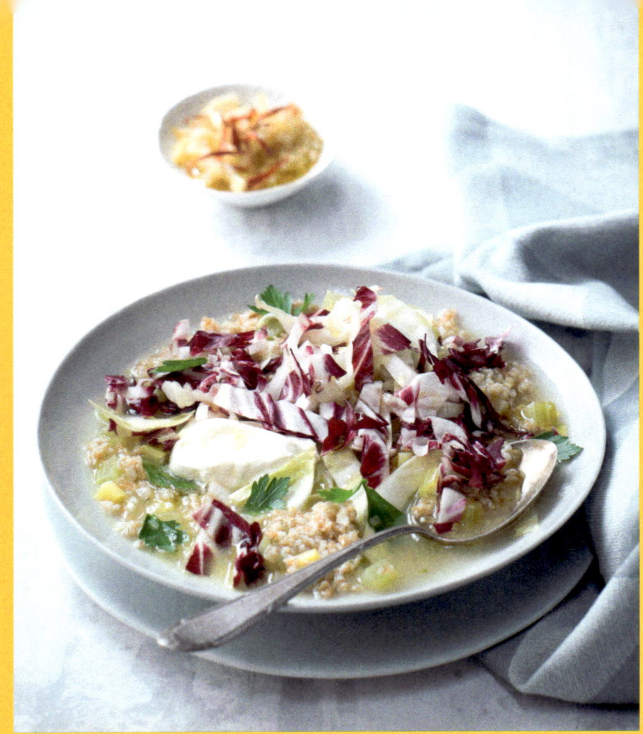

Für 2 Portionen

100 g Steckrübe
1 Stange Staudensellerie
1 TL Rapsöl
60 g gemischtes Getreide, geschrotet (z. B. Dinkel, Hafer, Buchweizen)
500 ml Gemüsebrühe
2 Chicorée (rot und gelb)
1 Stängel Petersilie
1 TL Apfelessig
Salz
2 EL Joghurt, 1,5 %

Chicorée-Suppe mit Getreide

Steckrübe schälen und klein würfeln. Sellerie abbrausen, putzen und ebenfalls klein würfeln. Zusammen in einem Topf im heißen Öl kurz anschwitzen. Das Getreide kurz mitschwitzen und die Brühe angießen. Die Suppe ca. 15 Minuten gar köcheln. Den Chicorée abbrausen, putzen und in Streifen schneiden. Die Petersilie abbrausen, trocken schütteln, die Blätter abzupfen und grob hacken. Den Chicorée kurz vor dem Servieren unter die Suppe mischen und mit Essig und Salz abschmecken. Nach Bedarf etwas Wasser ergänzen. Auf Suppenteller verteilen und je einen Klecks Joghurt daraufsetzen. Mit der Petersilie bestreut servieren.

Pro Portion: 222 kcal, 8 g F, 7 g EW, 26 g KH, 7 g BST
Vorbereitungszeit: 10 min, Zubereitungs-/Garzeit: 20 min, Gesamtzeit: 30 min, Schwierigkeitsgrad: einfach

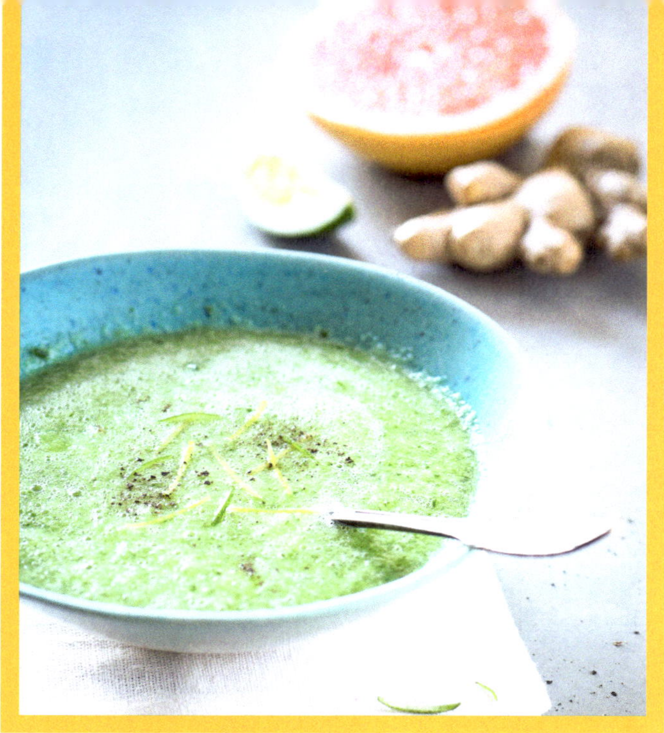

Für 2 Portionen

2 Bio-Salatgurken
10 g Ingwer
0,5 Grapefruit
0,5 Limette (Bio)
0,5 Zitrone (Bio)
250 ml Gemüsebrühe
1 TL Leinöl
Salz
Pfeffer (aus der Mühle)

Frische Gurkensuppe mit Zitrusfrüchten

Die Gurken waschen, putzen und in Stücke schneiden. Ingwer schälen und fein reiben. Grapefruit gründlich auspressen. Limette und Zitrone waschen, trocken tupfen und die Schale in Zesten abziehen. Saft auspressen. Die Gurke mit dem Ingwer, den Zitrussäften, Brühe, Öl und einer Prise Salz im Mixer fein pürieren. Bis zum Servieren mindestens 1 Stunde kalt stellen. Abschmecken, auf Suppenteller verteilen und mit Pfeffer übermahlen. Mit den Zesten garniert servieren.

Pro Portion: 101 kcal, 5 g F, 2 g EW, 9 g KH, 2 g BST
Vorbereitungszeit: 15 min, Kühlzeit: 1 h,
Gesamtzeit: 1 h 15 min, Schwierigkeitsgrad: einfach

Mediterrane Bohnensuppe

Für 2 Portionen

150 g weiße Bohnen (getrocknet)
1 kleine Zwiebel
2 TL Olivenöl
600 ml Gemüsebrühe
300 g Datteltomaten
4 Stängel Thymian
1 Knoblauchzehe
1 EL Balsamico
2 Stängel Petersilie
1 TL Zitronensaft
Meersalz
Pfeffer (aus der Mühle)
2 TL Sauerrahm
2 TL geriebener Pecorino

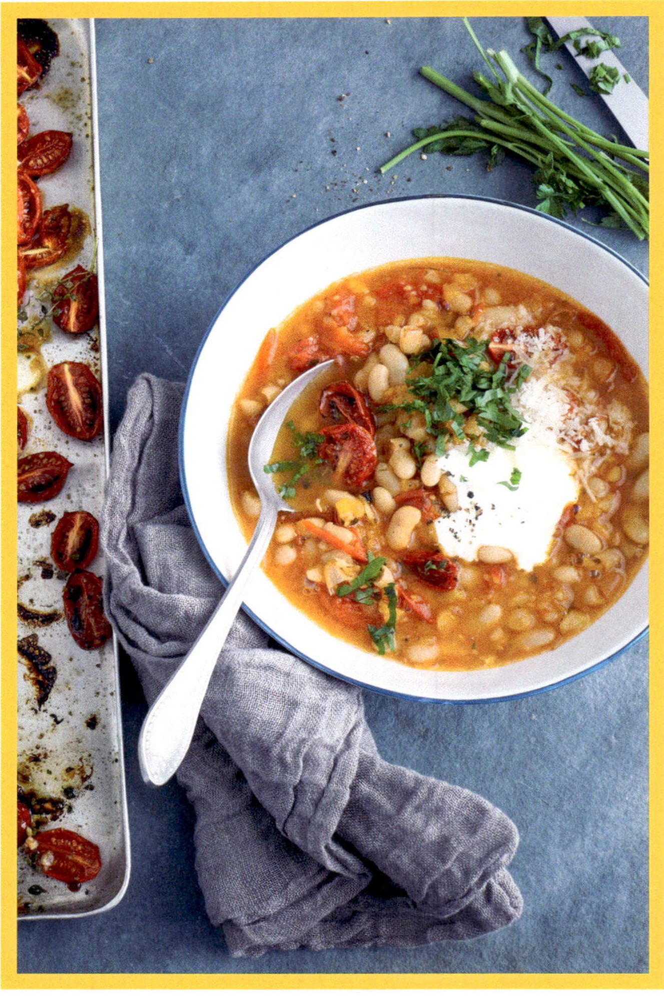

❶ Die Bohnen über Nacht in Wasser einweichen.

❷ Die Zwiebel abziehen und fein würfeln. In einem Topf in 1 TL heißem Öl weich dünsten. Die Brühe angießen. Die Bohnen in einem Sieb abtropfen lassen und mit in den Topf geben. Die Suppe mit Deckel unter gelegentlichem Rühren ca. 1 Stunde leise köcheln lassen.

❸ Den Ofen auf 180 °C Umluft vorheizen.

❹ Die Tomaten abbrausen, putzen und halbieren. Auf einem Backblech verteilen. Den Thymian grob zerpflücken. Den Knoblauch abziehen und in feine Scheiben schneiden. Zusammen mit dem Thymian über die Tomaten streuen, mit 1 TL Öl und Balsamico beträufeln und im Ofen ca. 25 Minuten backen.

❺ Die Petersilie abbrausen, trocken schütteln, die Blätter abzupfen und in Streifen schneiden. 1–2 Kellen der Suppe abnehmen und mit ca. 3/4 der Ofentomaten leicht stückig zerdrücken. Unter die Suppe mischen, nach Bedarf noch etwas einkochen lassen oder Wasser ergänzen und mit Zitronensaft, Salz und Pfeffer abschmecken. Auf Suppenteller verteilen und mit den übrigen Ofentomaten belegen. Je einen Klecks Sauerrahm auf die Suppe geben und mit dem Pecorino und Petersilie bestreut servieren.

Pro Portion: 416 kcal, 22 g F, 33 g EW, 13 g KH, 19 g BST
Vorbereitungszeit: 20 min, Einweichen: 10 h,
Back-/Garzeit: 1 h 10 min, Gesamtzeit: 11 h 30 min,
Schwierigkeitsgrad: einfach

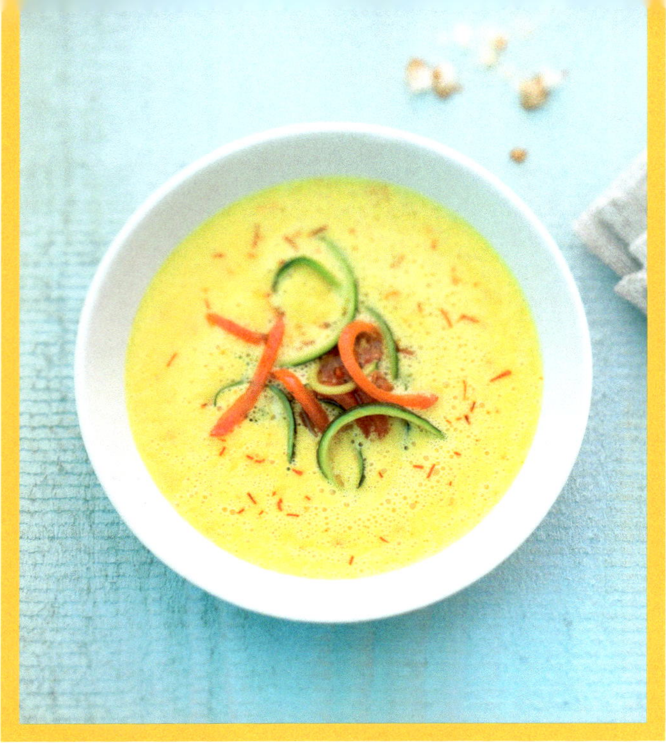

Für 2 Portionen

2 Schalotten
3 gelbe Paprika
2 TL Olivenöl
400 ml Gemüsebrühe
0,1 g Safranfäden
Salz
1 rote Spitzpaprika
1/3 Zucchini
Pfeffer (aus der Mühle)
2 EL Cashewmus
1 EL Limettensaft

Gelbe Paprikasuppe mit Safran

Die Schalotten abziehen und fein würfeln. Die Paprika waschen, halbieren, putzen und klein schneiden. Zusammen in einem Topf in 1 TL heißem Öl kurz anschwitzen. Die Brühe angießen.
Mit der Hälfte vom Safran und Salz würzen und ca. 10 Minuten leise köcheln. Inzwischen die Spitzpaprika und Zucchini abbrausen und putzen. Beides in feine, lange Streifen schneiden. Zusammen in einer Pfanne im übrigen heißen Öl 2–3 Minuten weich dünsten. Mit Salz und Pfeffer würzen. Die Suppe mit dem Cashewmus fein pürieren, nach Bedarf ein wenig Wasser ergänzen und mit Limettensaft abschmecken. Auf Schälchen verteilen und das bunte Gemüse daraufsetzen. Mit dem übrigen Safran garniert servieren.

Pro Portion: 261 kcal, 16 g F, 1 g EW, 16 g KH, 8 g BST
Zubereitungszeit: 10 min, Garzeit: 15 min,
Gesamtzeit: 25 min, Schwierigkeitsgrad: leicht

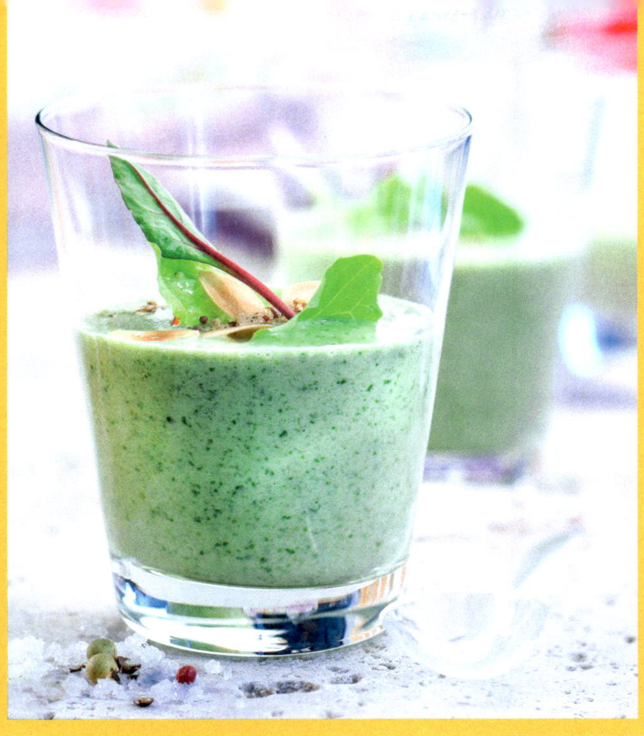

Für 2 Portionen

1 Frühlingszwiebel
1 TL Rapsöl
400 ml Gemüsebrühe
80 g Kartoffeln (mehligkochend)
80 g Knollensellerie
1 Salatherz
1 Handvoll Rucola
1 Handvoll Rote-Bete-Blätter
100 ml Mandeldrink (natur, ungesüßt)
1 EL Zitronensaft
1 TL Mandelblättchen (geröstet)
Meersalz
Pfeffer (bunt, aus der Mühle)

Blattsalatcremesuppe

Die Frühlingszwiebel abbrausen, putzen und in Ringe schneiden. In einem Topf im heißen Öl kurz anschwitzen. Die Brühe angießen. Die Kartoffeln und Sellerie schälen und beides klein würfeln. Mit in den Topf geben und etwa 10 Minuten gar köcheln. Salatherz, Rucola und Rote-Bete-Blätter abbrausen, verlesen bzw. putzen und trocken schütteln. Salatherz und Rucola grob schneiden und einige Rote-Bete-Blätter zum Garnieren beiseitelegen. Den Salat mit der Mandelmilch zur Suppe geben, kurz köcheln und alles fein pürieren. Mit Zitronensaft abschmecken und auf hitzebeständige Gläser verteilen. Mit Mandelblättchen bestreuen, mit Meersalz und Pfeffer würzen und mit den Rote-Bete-Blättern garnieren.

Pro Portion: 145 kcal, 8 g F, 4 g EW, 10 g KH, 5 g BST
Vorbereitungszeit: 15 min, Zubereitungs-/Garzeit: 15 min,
Gesamtzeit: 30 min, Schwierigkeitsgrad: einfach

Linsencurry mit Ingwer

Für 2 Portionen

150 g rote Linsen
1 kleine Zwiebel
1 Knoblauchzehe
30 g Ingwer
1 TL Rapsöl
1 EL Currypaste (rot oder gelb)
400 ml Gemüsebrühe
80 ml Orangensaft
80 ml Kokosmilch
0,5 Handvoll Koriandergrün
Salz
1 TL Limettensaft
Chiliflocken (zum Bestreuen)

❶ Die Linsen in einem Sieb abbrausen und abtropfen lassen. Zwiebel, Knoblauch und Ingwer schälen, die Zwiebel und den Knoblauch fein würfeln und den Ingwer in feine Stifte schneiden. Ein wenig zum Garnieren beiseitelegen.

❷ Den übrigen Ingwer mit Zwiebel und Knoblauch in einem Topf im heißen Öl leicht goldbraun anschwitzen. Die Currypaste kurz mitschwitzen und die Brühe mit dem Orangensaft und der Kokosmilch angießen. Die Linsen untermischen und das Curry 10–15 Minuten leise köcheln, bis die Linsen beginnen zu zerfallen.

❸ Das Koriandergrün abbrausen, trocken schütteln und hacken. Vor dem Servieren unter die Linsen mischen und mit Salz und Limettensaft abschmecken. Auf Schälchen verteilen, mit dem übrigen Ingwer toppen und mit Chiliflocken bestreuen.

Pro Portion: 449 kcal, 20 g F, 21 g EW, 45 g KH, 2 g BST
Vorbereitungszeit: 10 min, Zubereitungs-/Garzeit: 20 min,
Gesamtzeit: 30 min, Schwierigkeitsgrad: einfach

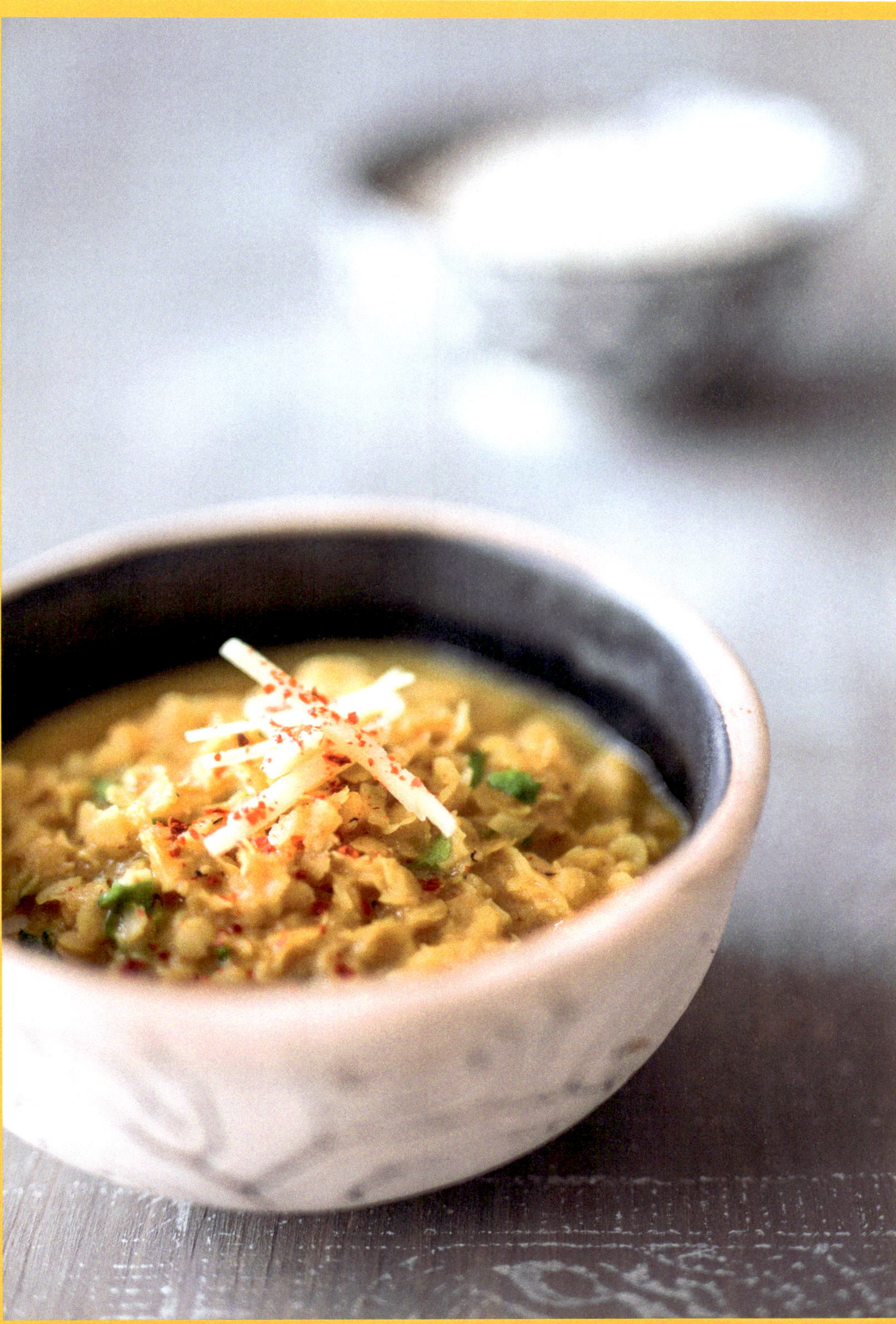

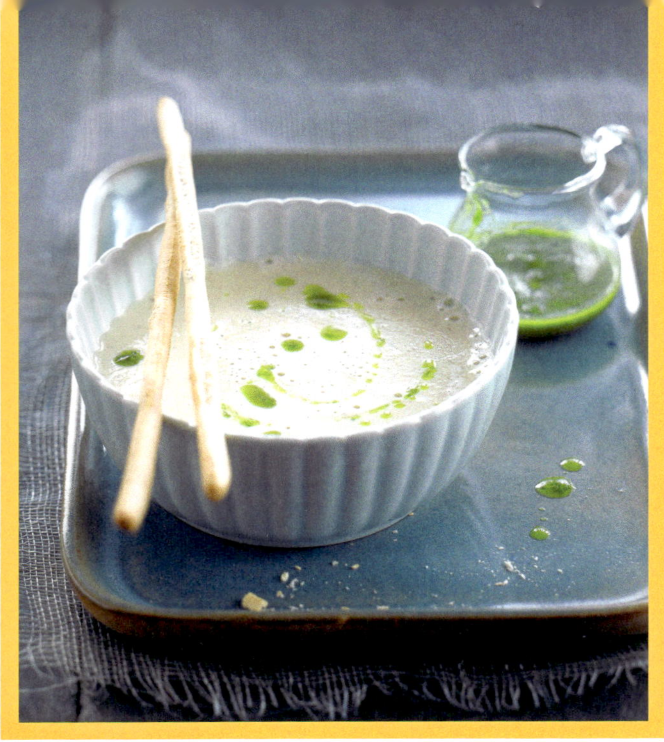

Für 2 Portionen

8 Artischocken
4 EL Zitronensaft
200 g Kartoffeln (mehligkochend)
1 Schalotte
1 Knoblauchzehe
1 TL Olivenöl
500 ml Gemüsebrühe
100 ml Milch, 1,5 %
2 Stängel Basilikum
2 Stängel Petersilie
0,5 Handvoll Kerbel
1 TL Walnussöl
Salz
Pfeffer (weiß, aus der Mühle)

Artischockensuppe mit Kräutermus

Die Artischocken abbrausen, putzen und in Stücke schneiden. In einer Schüssel mit kaltem Wasser und dem Zitronensaft ziehen lassen. Die Kartoffeln, Schalotte und Knoblauch schälen und alles klein würfeln. Schalotte und Knoblauch in einem Topf im heißen Öl weich dünsten. Die Kartoffeln mit den abgetropften Artischocken kurz mitschwitzen und die Brühe mit der Milch angießen. Etwa 10 Minuten gar köcheln. Inzwischen die Kräuter waschen, trocken schütteln und mit dem Walnussöl und 2 EL kaltem Wasser fein pürieren. Die Suppe am besten im Mixer fein und schaumig pürieren und mit Salz und Pfeffer abschmecken. Auf Schälchen verteilen und mit dem Kräutermus beträufeln. Nach Belieben Vollkorn-Grissini dazu reichen.

Pro Portion: 261 kcal, 11 g F, 8 g EW, 24 g KH, 16 g BST
Vorbereitungszeit: 20 min, Zubereitungs-/Garzeit: 15 min,
Gesamtzeit: 35 min, Schwierigkeitsgrad: einfach

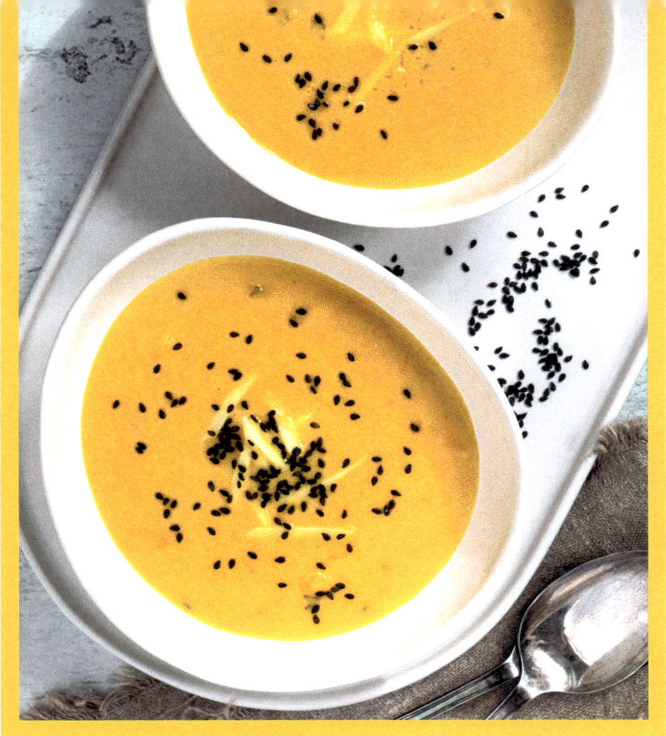

Für 2 Portionen

1 Schalotte
1 Knoblauchzehe
50 g Ingwer
2 Möhren
200 g Kartoffeln (mehligkochend)
1 TL Sesamöl
500 ml Gemüsebrühe
Salz
Cayennepfeffer
1 EL Misopaste
100 ml Mandeldrink (natur, ungesüßt)
1 EL Zitronensaft
1 TL Sesam (schwarz)

Ingwersuppe mit schwarzem Sesam

Schalotte, Knoblauch, Ingwer, Möhren und Kartoffeln schälen. Schalotte, Möhren und Kartoffeln klein würfeln, den Knoblauch fein hacken und den Ingwer raspeln. Zum Garnieren ein wenig beiseitelegen. Schalotten, Knoblauch, Möhren und Ingwer in einem Topf im heißen Sesamöl kurz anschwitzen.

Die Brühe angießen, die Kartoffeln ergänzen und mit Salz und Cayennepfeffer würzen. Etwa 15 Minuten leise köcheln lassen. Miso und Mandeldrink zur Suppe geben und pürieren. Mit Zitronensaft abschmecken, auf Schälchen verteilen, mit dem übrigen Ingwer und Sesam bestreut servieren.

Pro Portion: 265 kcal, 10 g F, 6 g EW, 33 g KH, 8 g BST
Vorbereitungszeit: 10 min, **Zubereitungs-/Garzeit:** 20 min,
Gesamtzeit: 30 min, **Schwierigkeitsgrad:** einfach

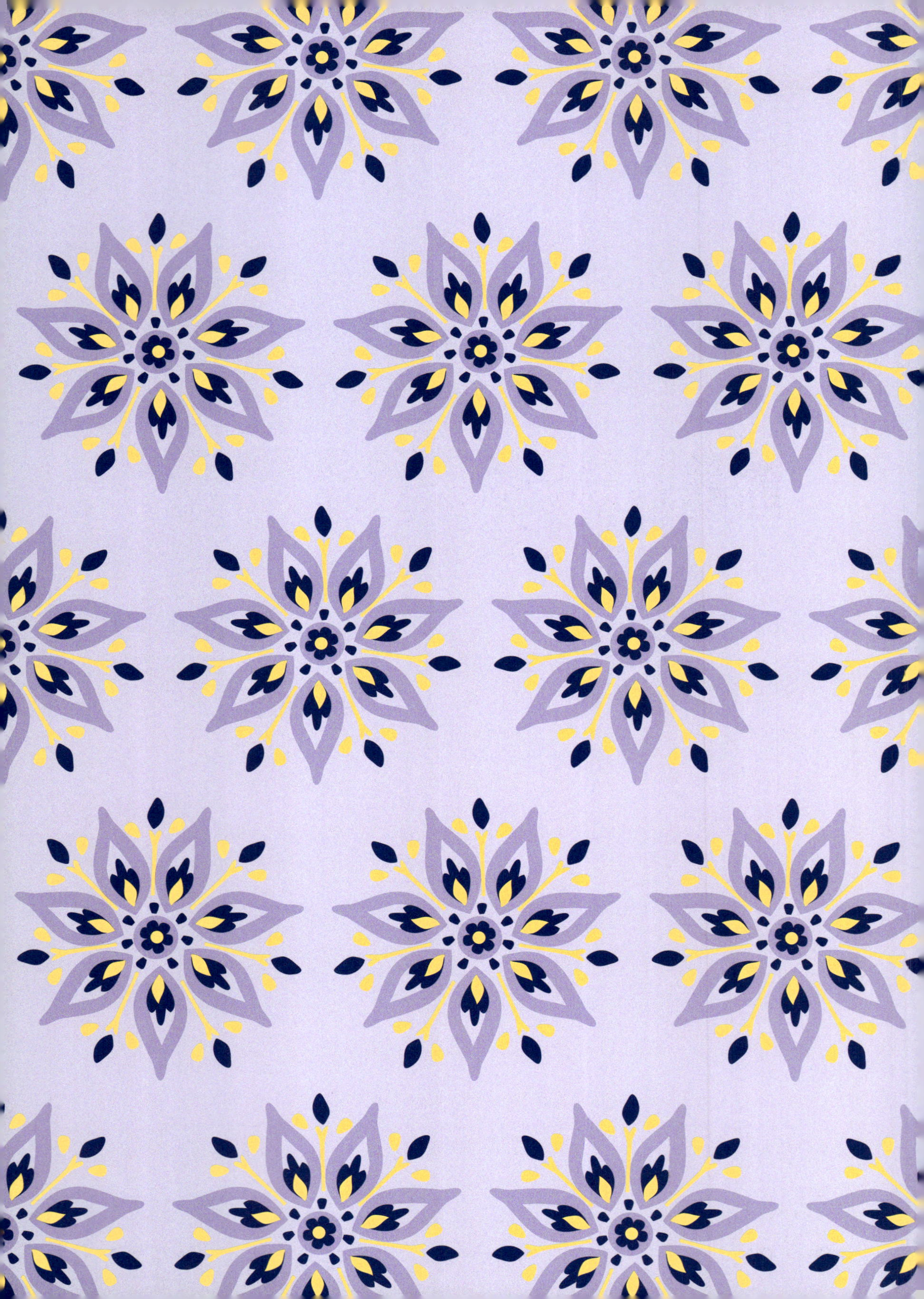

Hauptgerichte

Dinkelspaghetti mit Brokkolini und Thymian-Pesto

Für 2 Portionen

30 g Pinienkerne
2 Handvoll Babyspinat
1 Knoblauchzehe
0,5 Handvoll Thymian
1 EL geriebener Bergkäse
2 TL Olivenöl
1 TL Zitronensaft
Salz
Pfeffer (aus der Mühle)
200 g Dinkel-Vollkornspaghetti
200 g Brokkolini

1. Für das Pesto die Pinienkerne in einer Pfanne goldbraun rösten und abkühlen lassen. Etwa 2 TL zum Garnieren beiseitelegen. Den Spinat abbrausen, verlesen und trocken schleudern. Ebenfalls ein paar Blätter zum Garnieren abnehmen. Den Knoblauch abziehen. Den Thymian abbrausen, trocken schütteln und die Blätter abstreifen. Jeweils etwa die Hälfte vom Thymian und Spinat mit dem Knoblauch, den Pinienkernen, Käse und 1 TL Öl cremig pürieren. Nach Bedarf ein wenig Wasser ergänzen. Mit Zitronensaft, Salz und Pfeffer abschmecken.

2. Die Nudeln nach Packungsanweisung in Salzwasser gar kochen.

3. Inzwischen Brokkolini abbrausen und putzen. In einer Pfanne im übrigen heißen Öl 2–3 Minuten anschwitzen. Den restlichen Spinat zugeben und zusammenfallen lassen. Mit etwas Nudelkochwasser 1–2 Minuten gar dünsten.

4. Die abgetropften Nudeln mit 2–3 EL vom Pesto unterschwenken und auf Teller anrichten. Das übrige Pesto darüber verteilen, mit Pinienkernen und Spinat garnieren. Nach Belieben mit Zitronenspalten belegen und mit Pfeffer übermahlen.

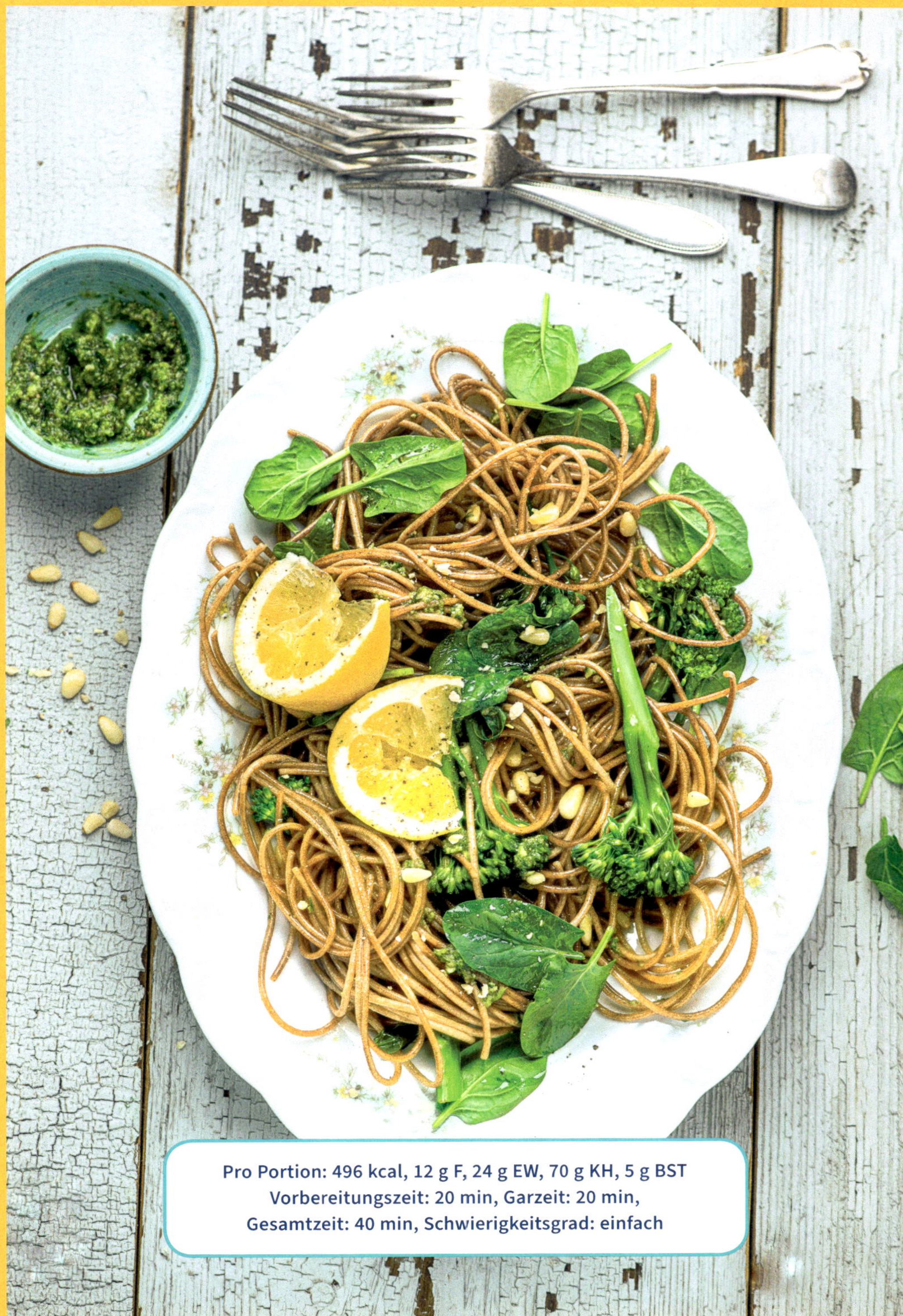

Pro Portion: 496 kcal, 12 g F, 24 g EW, 70 g KH, 5 g BST
Vorbereitungszeit: 20 min, Garzeit: 20 min,
Gesamtzeit: 40 min, Schwierigkeitsgrad: einfach

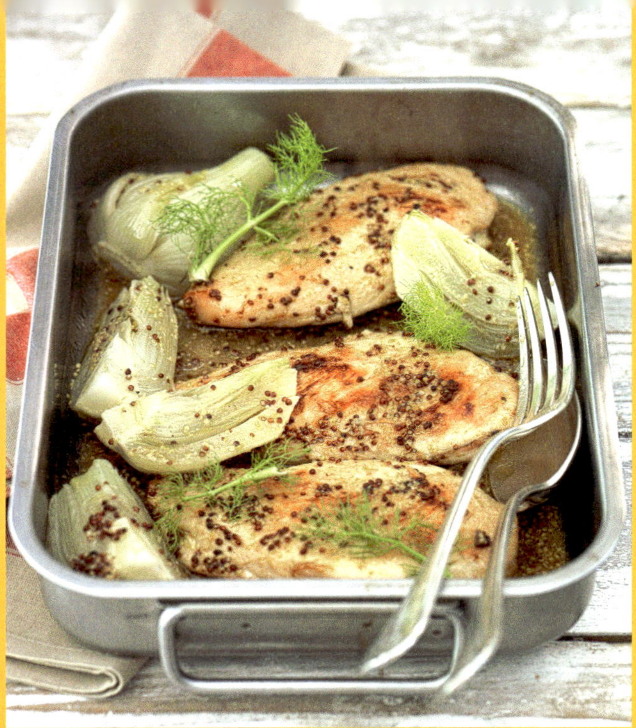

Für 2 Portionen

350 g Hähnchenbrustfilets (2–3 Stück)
Salz
Pfeffer (aus der Mühle)
2 junge Fenchelknollen
1 TL Rapsöl
150 ml Geflügelbrühe
100 ml Orangensaft
2 EL körniger Senf
1 TL Honig

Hähnchenbrust mit Senf und Fenchelgemüse

Den Backofen auf 180 °C Ober- und Unterhitze vorheizen. Die Hähnchenbrüste waschen, trocken tupfen, salzen und pfeffern. Den Fenchel putzen, waschen, vierteln und das Fenchelgrün zur Seite legen. Das Öl in einem Bräter erhitzen und das Hähnchen von beiden Seiten braun anbraten. Mit der Brühe und dem Orangensaft ablöschen, den Senf und Honig einrühren und den Fenchel dazulegen. Mit Backpapier belegen und im Ofen 15–20 Minuten garen.
Dabei zwischendurch alles 1- bis 2-mal wenden und das Papier während der letzten 5–10 Minuten wieder abnehmen. Nach Bedarf Wasser nachgießen. Vor dem Servieren die Sauce abschmecken und mit dem Fenchelgrün bestreuen.

Pro Portion: 297 kcal, 5 g F, 45 g EW, 16 g KH, 4 g BST
Zubereitungszeit: 10 min, Gar-/Backzeit: 25 min,
Gesamtzeit: 35 min, Schwierigkeitsgrad: leicht

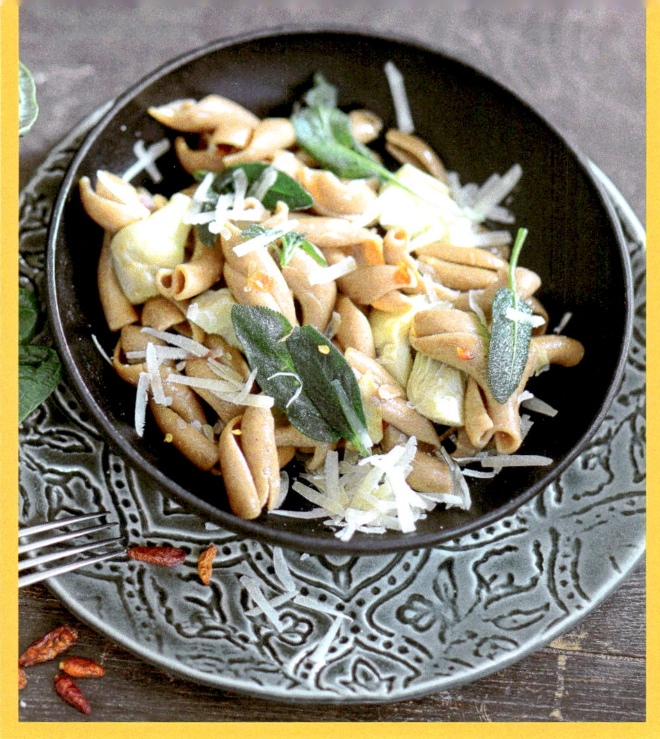

Für 2 Portionen

200 g Nudeln (Vollkorn)
Salz
6 junge Artischocken
2 EL Zitronensaft
2 Chilischoten (getrocknet)
2 Stängel Salbei
1 Knoblauchzehe
1 EL Olivenöl
2 EL geriebener Parmesan

Artischocken-Pasta mit Salbei und Chilis

Die Nudeln in Salzwasser gar kochen. Inzwischen die Artischocken abbrausen, putzen und die Herzen vierteln. In eine Schüssel mit kaltem Wasser und Zitronensaft legen. Die Chilischoten im Mörser zerkleinern. Den Salbei abbrausen, trocken schütteln und die Blätter abzupfen. Den Knoblauch abziehen und in feine Scheiben schneiden. In einer Pfanne im heißen Öl mit den gut abgetropften Artischocken, Chili und Salbei 2–3 Minuten anschwitzen. Mit wenig Nudelkochwasser ablöschen und kurz gar köcheln. Mit wenig Salz abschmecken und die abgetropften Nudeln unterschwenken. Auf Schälchen verteilen und mit dem Käse bestreut servieren.

Pro Portion: 484 kcal, 13 g F, 18 g EW, 70 g KH, 11 g BST
Vorbereitungszeit: 15 min, Garzeit: 15 min,
Gesamtzeit: 30 min, Schwierigkeitsgrad: einfach

Grünes Ingwer-Risotto mit dicken Bohnen

Für 2 Portionen

100 g Vollkorn-Risottoreis
1 Knoblauchzehe
2 TL Olivenöl
ca. 400 ml Gemüsebrühe
1 Handvoll Spinat
1 Handvoll Petersilie
Salz
100 g dicke Bohnen (gepalt)
30 g Ingwer
2 Frühlingszwiebeln
100 g Mini-Zucchini
Pfeffer (aus der Mühle)

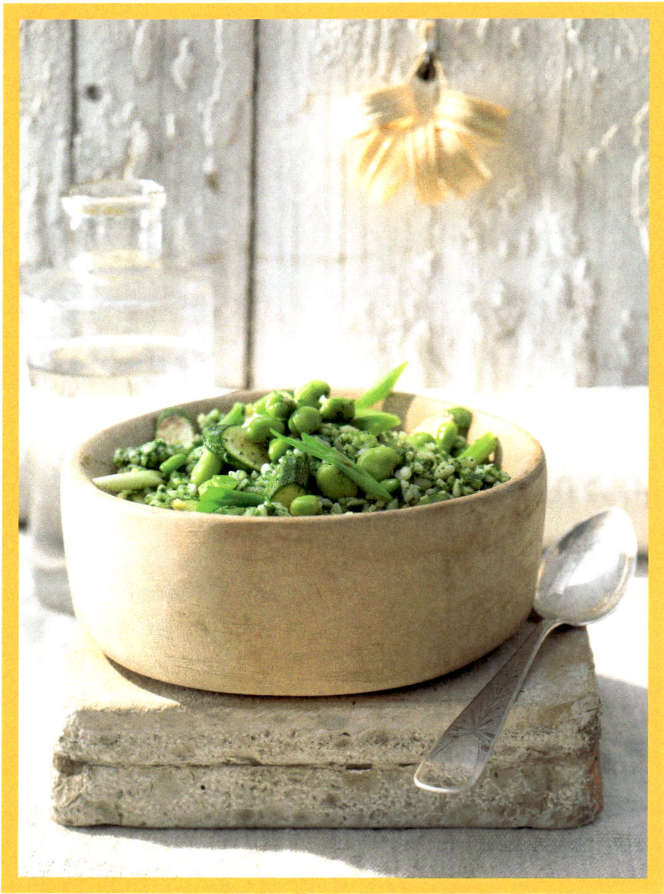

1 Den Reis über Nacht einweichen. Anschließend gut abtropfen lassen. Den Knoblauch schälen und fein hacken. In 1 TL Öl farblos anschwitzen. Den Reis untermengen, kurz mitschwitzen und mit etwas Brühe bedecken. Vom Reis aufnehmen lassen. Nach und nach unter regelmäßigem Rühren die übrige Brühe angießen und immer wieder vom Reis aufnehmen lassen. Auf diese Weise etwa 35 Minuten köcheln, bis der Reis mit leichtem Biss cremig gegart ist.

2 Inzwischen Spinat und Petersilie waschen, putzen und zusammen kurz in Salzwasser blanchieren. Abschrecken, gut abtropfen lassen und grob hacken. Mit ein wenig kaltem Wasser fein pürieren. Die Bohnen abbrausen und abtropfen lassen. Den Reis ebenfalls abtropfen lassen. Den Ingwer schälen und fein hacken. Die Frühlingszwiebeln waschen, putzen und schräg in ca. 2 cm lange Stücke schneiden.

3 Die Bohnen, Ingwer und Frühlingszwiebeln während der letzten ca. 5 Minuten unter das Risotto mischen und zusammen fertig garen.

4 Die Zucchini waschen, putzen und in Scheiben schneiden. Im restlichen Öl in einer Pfanne 4–5 Minuten goldbraun braten. Zum Schluss mit dem Petersilien-Spinat unter das Risotto mengen und mit Salz und Pfeffer abschmecken.

Pro Portion: 351 kcal, 10 g F, 11 g EW, 50 g KH, 5 g BST
Zubereitungszeit: 15 min, Wartezeit: 10 h,
Garzeit: 40 min, Gesamtzeit: 10 h 55 min,
Schwierigkeitsgrad: medium

Blumenkohlsteak mit Edamame und Ricotta

Für 2 Portionen

1 kleiner Blumenkohl
2 TL Olivenöl
Meersalz
Pfeffer (aus der Mühle)
200 g grüner Spargel
150 g Edamame
100 ml Gemüsebrühe
2 EL Zitronensaft
2 Stängel Minze
60 g Ricotta

1. Den Blumenkohl abbrausen, putzen und aus der Mitte etwa vier gut 1 cm dicke Scheiben schneiden. Die Reste anderweitig verwenden. Die Steaks mit 1 TL Öl bepinseln und Salz und Pfeffer würzen. In einer Grillpfanne (oder auf dem heißen Grill in einer Pfanne) auf beiden Seiten jeweils etwa 5 Minuten bräunen lassen.

2. Inzwischen den Spargel und Edamame abbrausen und abtropfen lassen. Den Spargel im unteren Drittel schälen und in kleine Stücke schneiden. In einer Pfanne in 1 TL heißem Öl 2–3 Minuten anschwitzen. Die Edamame kurz mitschwitzen und mit der Brühe und Zitronensaft ablöschen. Einige Minuten gar ziehen lassen und mit Salz und Pfeffer abschmecken.

3. Die Minze abbrausen, trocken schütteln und die Blätter abzupfen. Grob hacken und unter das Gemüse mischen. Die Blumenkohlsteaks auf Teller anrichten und das Gemüse mit dem Sud darüber verteilen. Ricotta darüberbröckeln und servieren.

Pro Portion: 299 kcal, 15 g F, 19 g EW, 17 g KH, 10 g BST
Zubereitungszeit: 15 min, Garzeit: 10 min,
Gesamtzeit: 25 min, Schwierigkeitsgrad: leicht

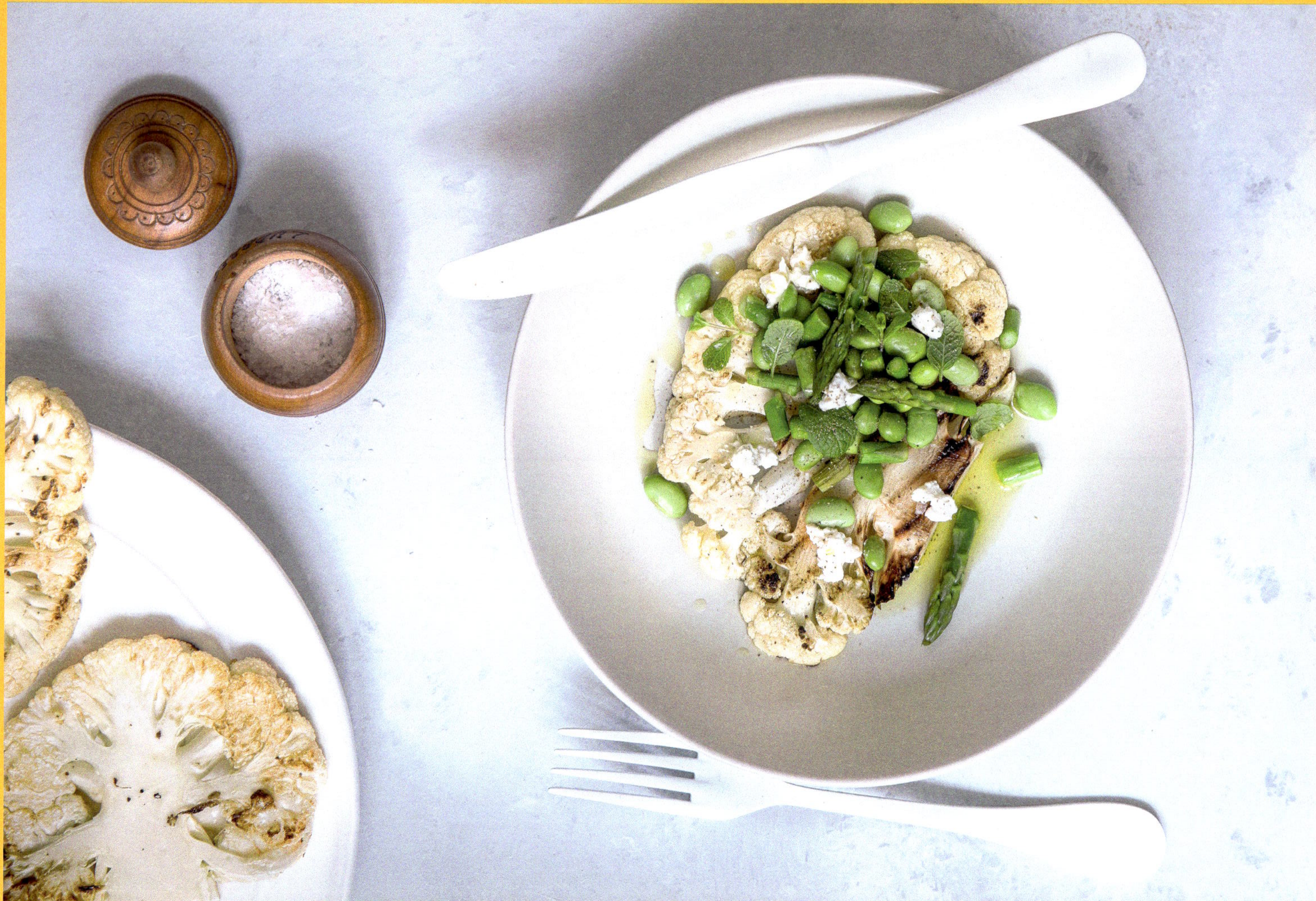

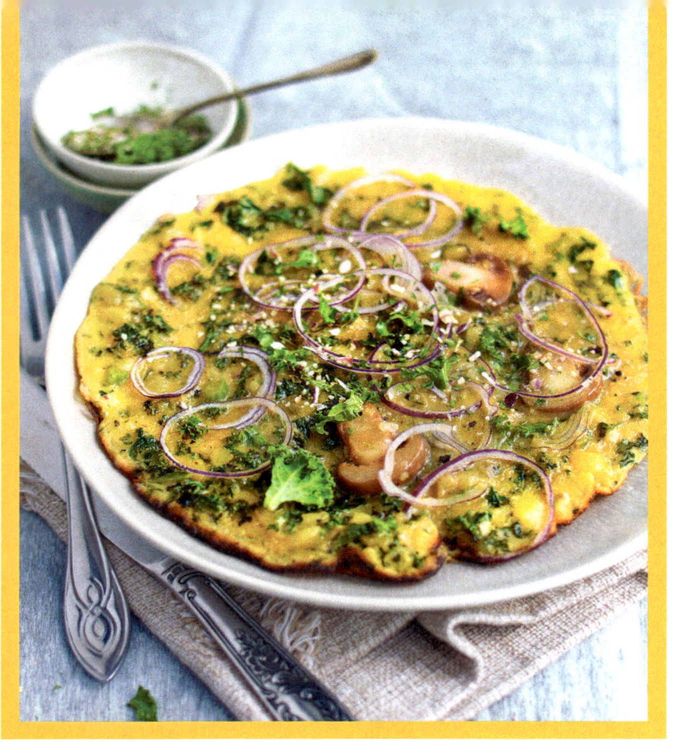

Für 2 Portionen

150 g Grünkohl (junge Blätter)
2 EL geriebener Hartkäse
1 rote Zwiebel
80 g Champignons
4 Eier
60 ml Milch, 1,5 %
1/2 TL Kurkumapulver
1/2 TL Kreuzkümmelpulver
Salz
Pfeffer (aus der Mühle)
2 TL Rapsöl

Omelette mit Grünkohl, Pilzen und roter Zwiebel

Den Grünkohl abbrausen, putzen, harte Stiele entfernen und die Blätter hacken. Etwa 2 EL zum Garnieren mit dem Käse vermischen. Die Zwiebel abziehen und in feine Ringe schneiden. Ebenfalls zum Garnieren etwa 1/3 beiseitelegen. Die Pilze putzen und in Scheiben schneiden. Die Eier mit der Milch, Kurkuma, Kreuzkümmel, Salz und Pfeffer verquirlen. Für jedes Omelette etwa die Hälfte der Zutaten verwenden. In einer Pfanne in 1 TL heißem Öl Champignons und Zwiebeln 2–3 Minuten leicht bräunen lassen. Grünkohl untermischen und 1–2 Minuten anschwitzen. Mit Ei übergießen und mit Deckel 3–4 Minuten goldbraun backen und stocken lassen. Beide Omelettes mit den übrigen Zwiebeln und Grünkohl-Parmesan-Mischung bestreut servieren.

Pro Portion: 322 kcal, 20 g F, 26 g EW, 7 g KH, 5 g BST
Vorbereitungszeit: 10 min, Zubereitungs-/Garzeit: 15 min,
Gesamtzeit: 25 min, Schwierigkeitsgrad: einfach

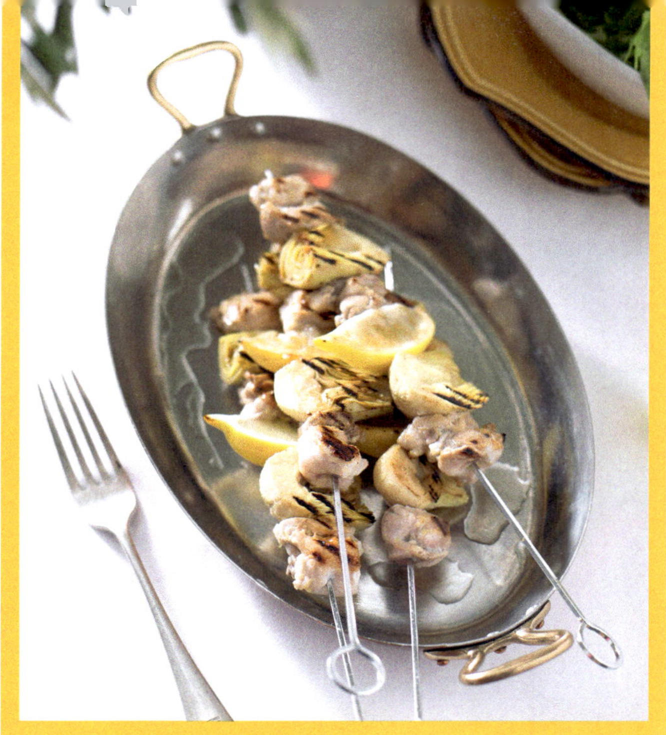

Für 2 Portionen

300 g Hähnchenbrustfilet
2 Knoblauchzehen
4 EL Zitronensaft
2 TL Olivenöl
4 junge Artischocken
1 Zitrone (Bio)
Meersalz
Pfeffer (aus der Mühle)

Hähnchenspieße mit Artischocke und Zitrone vom Grill

Das Hähnchen abbrausen, trocken tupfen und mundgerecht würfeln. Den Knoblauch abziehen und fein hacken. In einer Schüssel mit 2 EL Zitronensaft und 1 TL Olivenöl verrühren. Das Fleisch untermischen und etwa 15 Minuten ziehen lassen. Die Artischocken abbrausen, putzen und die Herzen halbieren. In eine Schüssel mit kaltem Wasser und 2 EL Zitronensaft legen. Zitrone abbrausen, trocken tupfen und in Spalten schneiden. Das Hähnchen aus der Marinade nehmen und abwechselnd mit den Zitronenspalten und Artischockenherzen auf ca. 4 Grillspieße fädeln. Mit dem übrigen Öl bepinseln, mit Salz und Pfeffer würzen und auf dem heißen Grill ca. 10 Minuten rundherum garen.

Pro Portion: 274 kcal, 7 g F, 38 g EW, 6 g KH, 12 g BST
Vorbereitungszeit: 15 min, Ruhezeit: 15 min, Garzeit: 10 min, Gesamtzeit: 40 min, Schwierigkeitsgrad: einfach

Wallerfilets in Tomatenfond

Für 2 Portionen

2 Schalotten
2 Knoblauchzehen
400 g Tomaten
2 Zweige Rosmarin
4 Stängel Thymian
400 ml Gemüsebrühe
2 Möhren (orange und gelb)
60 g Knollensellerie
0,5 Kohlrabi
50 g Thai-Spargel
100 g Kirschtomaten (rot und gelb)
1/4 Zucchini
Salz
1/2 TL Kurkumapulver
2 Welsfilets (ohne Haut, à ca. 120 g)
1 Stängel Basilikum
1 EL Olivenöl

❶ Für den Fond Schalotten und Knoblauch abziehen und grob würfeln. Die Tomaten waschen, putzen und in Stücke schneiden. Kräuter abbrausen und zusammen mit den vorbereiteten Zutaten und der Brühe in einen Topf geben. Aufkochen und ca. 30 Minuten leise simmern lassen. Anschließend durch ein mit einem Tuch ausgelegtes Sieb gießen. Gut abtropfen lassen, aber nicht ausdrücken. Den Fond zurück im Topf auf etwa 500 ml einreduzieren lassen.

❷ Das Gemüse für die Einlage waschen und putzen. Möhren, Sellerie und Kohlrabi schälen und alles in feine Rauten schneiden. Die Tomaten halbieren, die Zucchini stifteln. Möhren, Sellerie und Kohlrabi im Fond ca. 5 Minuten köcheln. Dann die Hitze reduzieren, Tomaten, Spargel und Zucchini zugeben.
Mit Salz und Kurkuma würzen. Das Welsfilet abbrausen, trocken tupfen und in den Fond legen. Mit Deckel bei milder Hitze ca. 10 Minuten gar ziehen lassen.

❸ Basilikum abbrausen, trocken schütteln, die Blätter abzupfen und evtl. grob zerpflücken. Fisch und Gemüse auf Teller anrichten, das Olivenöl unter den Fond rühren und abschmecken. Darübergießen und mit dem Basilikum garniert servieren.

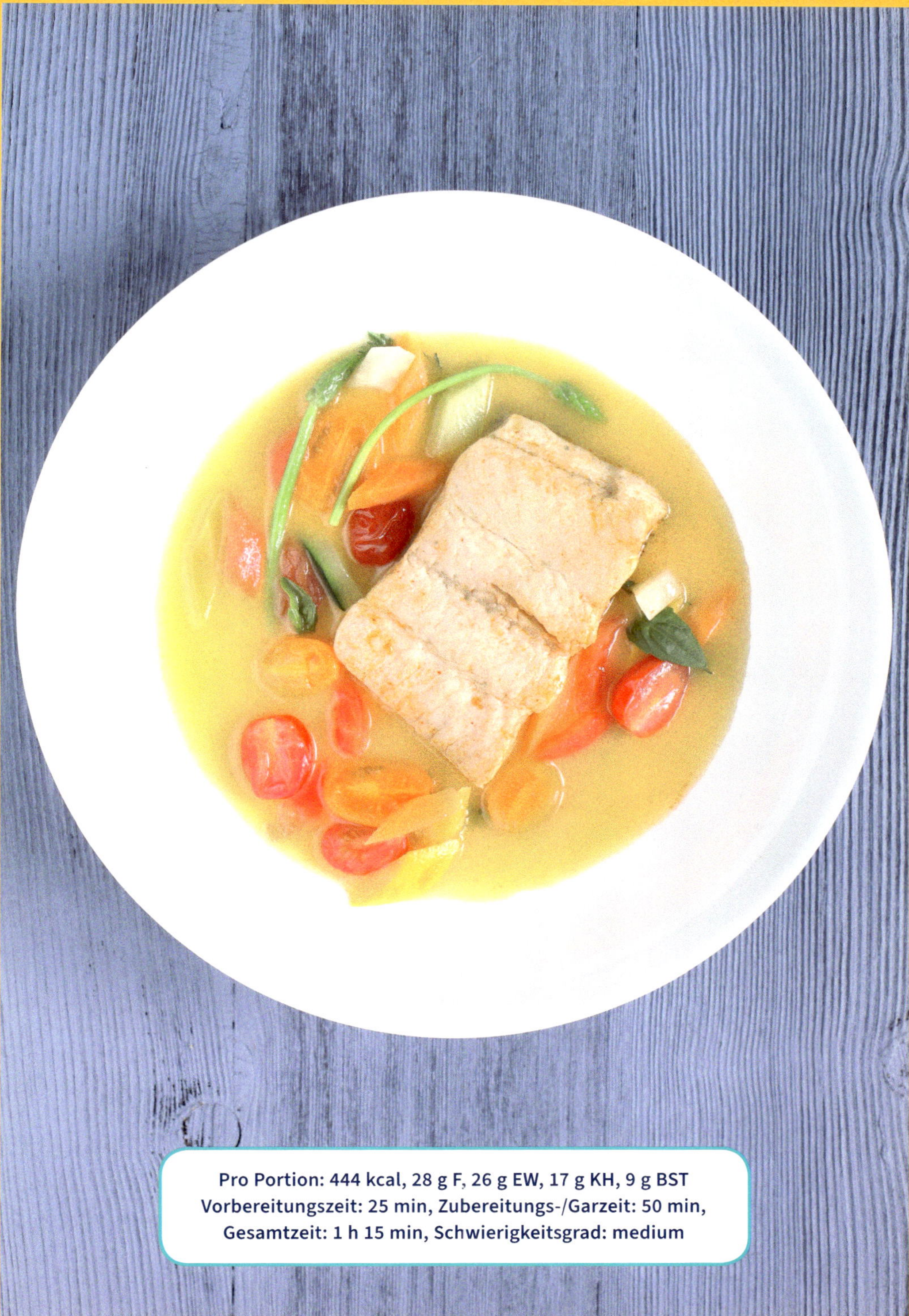

Pro Portion: 444 kcal, 28 g F, 26 g EW, 17 g KH, 9 g BST
Vorbereitungszeit: 25 min, Zubereitungs-/Garzeit: 50 min,
Gesamtzeit: 1 h 15 min, Schwierigkeitsgrad: medium

Dinkelrisotto mit pochiertem Ei

Für 2 Portionen

120 g Dinkel
1 Schalotte
1 Knoblauchzehe
1 TL Olivenöl
ca. 400 ml Gemüsebrühe
Salz
Pfeffer (aus der Mühle)
100 g dicke Bohnen (gepalt)
2 EL Weißweinessig
2 Eier
2 Handvoll junger Löwenzahn
40 g geriebener Montello
(oder Parmesan)
1 EL Zitronensaft

❶ Den Dinkel über Nacht in Wasser einweichen.

❷ Schalotte und Knoblauch abziehen und fein würfeln. In einem Topf im heißen Öl weich dünsten. Dinkel gut abtropfen lassen und kurz mitschwitzen.
Mit etwas Brühe bedecken und mit Salz und Pfeffer würzen. Unter regelmäßigem Rühren nach und nach die übrige Brühe angießen, bis der Dinkel nach ca. 45 Minuten gegart ist.

❸ Die Bohnen abbrausen und abtropfen lassen. Während der letzten ca. 5 Minuten unter das Risotto mischen.

❹ In einem weiten Topf Wasser mit dem Essig aufkochen lassen. Die Hitze reduzieren und die Eier darin 5–6 Minuten pochieren.

❺ Den Löwenzahn abbrausen, putzen, trocken schütteln und grob hacken. Etwa die Hälfte mit dem Käse unter das Risotto mischen und mit Zitronensaft abschmecken. Auf tiefe Teller verteilen. Mit je einem abgetropften pochierten Ei belegen, mit Salz und Pfeffer würzen und mit dem übrigen Löwenzahn bestreut servieren.

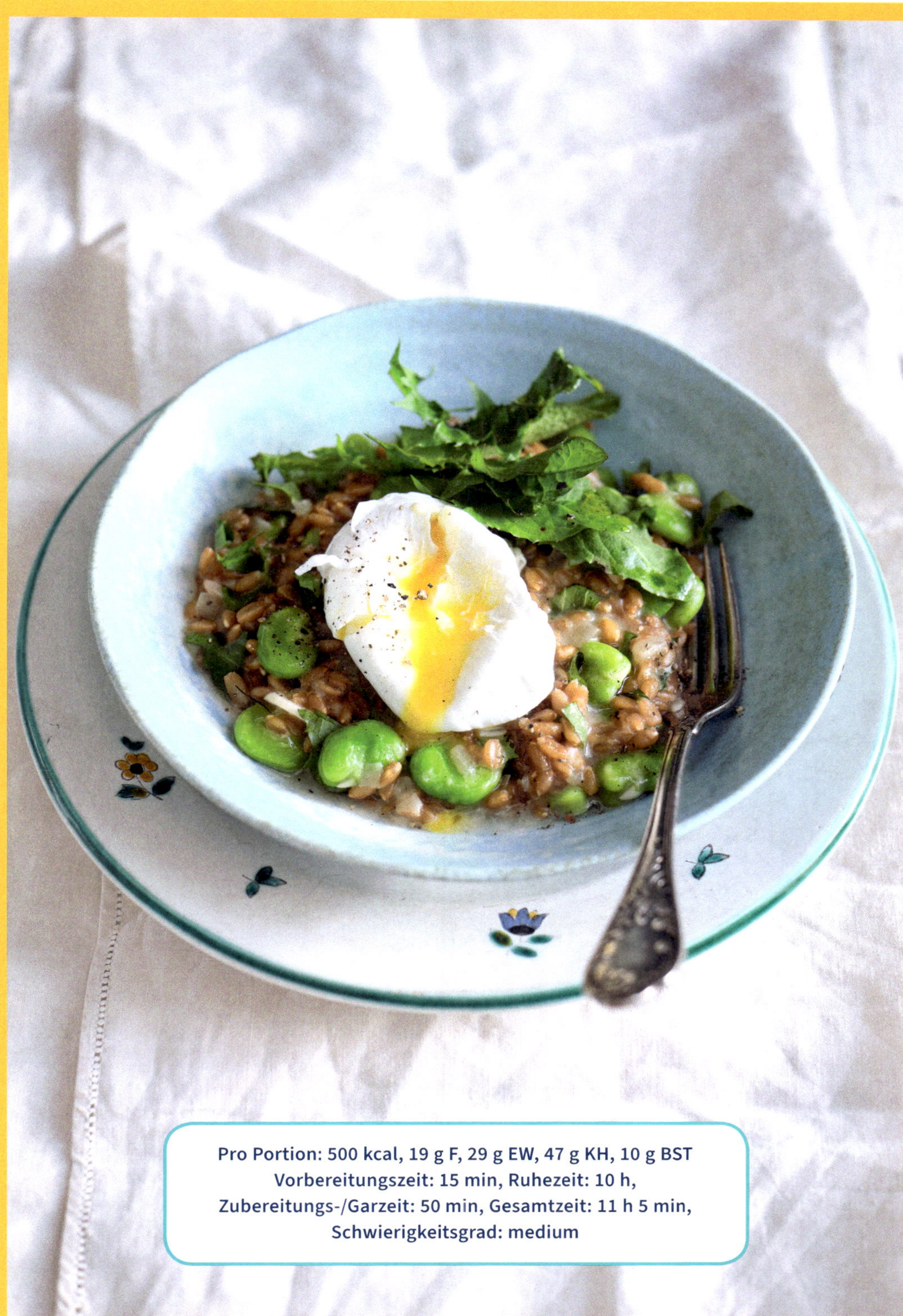

Pro Portion: 500 kcal, 19 g F, 29 g EW, 47 g KH, 10 g BST
Vorbereitungszeit: 15 min, Ruhezeit: 10 h,
Zubereitungs-/Garzeit: 50 min, Gesamtzeit: 11 h 5 min,
Schwierigkeitsgrad: medium

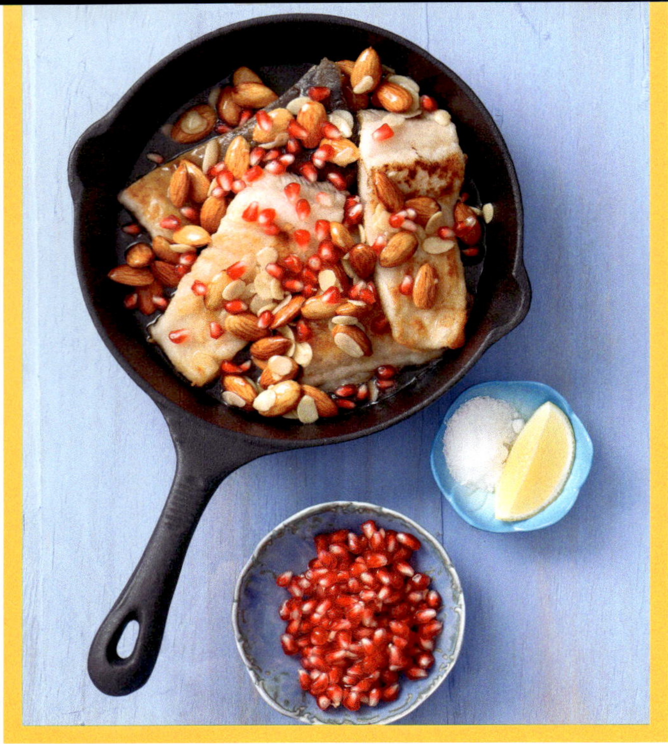

Für 2 Portionen

400 g Karpfenfilet (küchenfertig mit Haut)
Meersalz
Pfeffer (weiß, aus der Mühle)
2 TL Butter
1 EL Honig
4 EL Zitronensaft
1 EL Mandelblättchen
2 EL Mandeln
1 Msp. Zimtpulver
2 EL Granatapfelkerne

Mediterraner Karpfen mit Honig und Granatapfelkernen

Den Ofen auf 120 °C Unter- und Oberhitze vorheizen. Den Karpfen abbrausen, trocken tupfen und in 4 Tranchen schneiden. Die Haut einige Male einritzen. Mit Salz und Pfeffer würzen und in einer ofenfesten Pfanne in 1 TL heißer Butter auf beiden Seiten braun anbraten. Im Ofen ca. 10 Minuten gar ziehen lassen. In einem kleinen Topf den Honig und 1 TL Butter mit dem Zitronensaft und etwas Wasser erhitzen. Alle Mandeln untermischen und mit Salz, Pfeffer und Zimt abschmecken. Über den Karpfen verteilen und mit den Granatapfelkernen bestreut servieren.

Pro Portion: 448 kcal, 27 g F, 38 g EW, 10 g KH, 3 g BST
Vorbereitungszeit: 5 min, Garzeit: 15 min,
Gesamtzeit: 20 min, Schwierigkeitsgrad: einfach

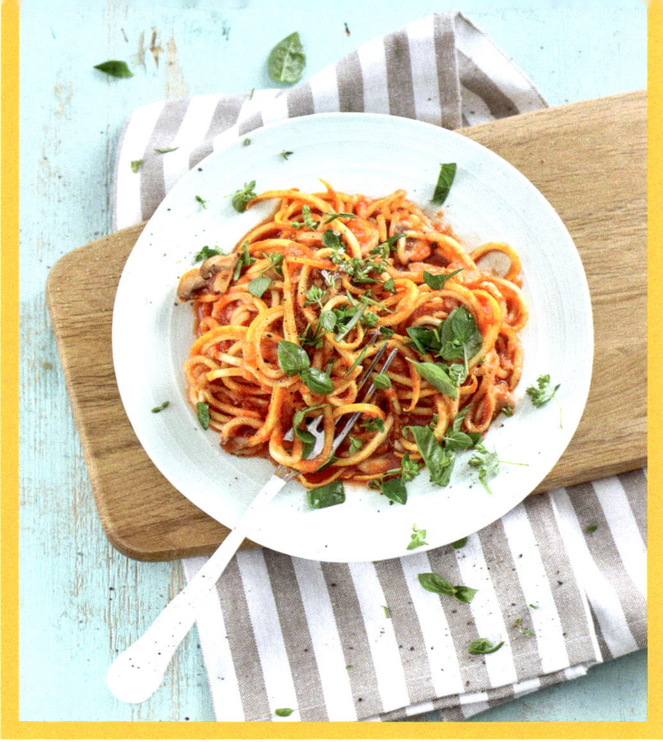

Für 2 Portionen

2 Zucchini
0,5 Zwiebel
1 Knoblauchzehe
1 TL Olivenöl
60 g Champignons
200 g Tomaten (passiert)
Salz
Pfeffer (aus der Mühle)
2 Stängel Oregano
2 Stängel Basilikum

Zoodles mit Tomatensauce und Basilikum

Die Zucchini abbrausen, putzen und mit dem Spiralschneider in feine, lange Spaghetti schneiden. Zwiebel und Knoblauch abziehen, beides fein würfeln und in einer Pfanne im heißen Öl weich dünsten. Die Champignons putzen und in feine Scheiben schneiden. Kurz mitschwitzen und die Tomaten unterrühren. Etwa 5 Minuten sämig köcheln lassen. Die Zucchininudeln untermischen und mit Deckel ca. 5 Minuten gar ziehen lassen. Mit Salz und Pfeffer abschmecken. Die Kräuter abbrausen, trocken schütteln, die Blätter abzupfen und grob hacken. Die Zucchininudeln anrichten und mit den Kräutern bestreut servieren.

Pro Portion: 125 kcal, 4 g F, 7 g EW, 12 g KH, 3 g BST
Vorbereitungszeit: 10 min, Garzeit: 15 min,
Gesamtzeit: 25 min, Schwierigkeitsgrad: einfach

Zuckerschoten mit Kokos-Möhren

Für 2 Portionen

1 Knoblauchzehe
20 g Ingwer
1 kleine rote Chilischote
1 Zucchini
2 Möhren
250 g Zuckerschoten
2 Stängel Minze
2 EL Mandeln (blanchiert)
1 TL Rapsöl
100 ml Kokosmilch
100 ml Gemüsebrühe
2 EL helle Sojasauce
1 EL Limettensaft

❶ Knoblauch und Ingwer schälen und fein hacken. Die Chili waschen, längs halbieren, entkernen und ebenfalls fein hacken. Zucchini waschen, längs halbieren und in dünne Scheiben schneiden.
Die Möhren schälen und stifteln. Die Zuckerschoten waschen, putzen und schräg halbieren.
Die Minze abbrausen, trocken schütteln und die Blätter abzupfen. Ein wenig zum Garnieren beiseitelegen. Den Rest grob hacken.

❷ Die Mandeln im Wok oder in einer Pfanne leicht goldbraun rösten. Abkühlen lassen und klein hacken. Das Öl im Wok heiß werden lassen und die Möhren darin ca. 2 Minuten anschwitzen. Knoblauch und Ingwer zugeben und weitere 2 Minuten braten. Zucchini und Zuckerschoten 1–2 Minuten mitschwitzen, dann die Kokosmilch mit der Brühe angießen. Mit Sojasauce und Limettensaft würzen und 2–3 Minuten alles zusammen gar köcheln.

❸ Vor dem Servieren die gehackte Minze untermischen, abschmecken und mit den Mandeln, Minze und Chili bestreut servieren.

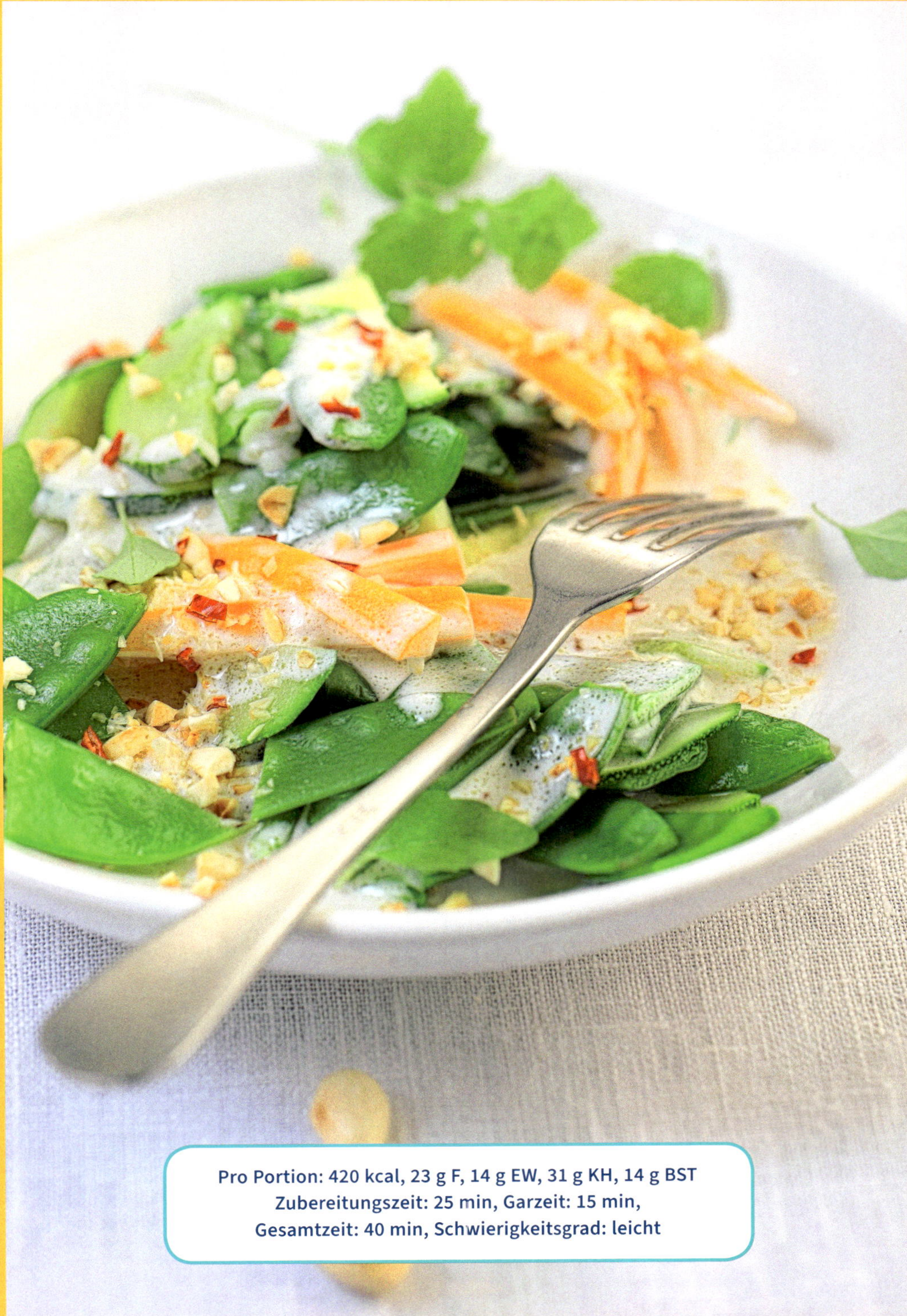

Pro Portion: 420 kcal, 23 g F, 14 g EW, 31 g KH, 14 g BST
Zubereitungszeit: 25 min, Garzeit: 15 min,
Gesamtzeit: 40 min, Schwierigkeitsgrad: leicht

Gefüllte Paprika mit Grünkern

Für 2 Portionen

80 g Grünkern
1 Schalotte
1 Möhre
1 TL Olivenöl
250 ml Gemüsebrühe
Salz
Pfeffer (aus der Mühle)
4 Stängel Petersilie
250 g passierte Tomaten
2 Paprikaschoten (rot und gelb)
1 Ei
40 g geriebener Harzer Käse

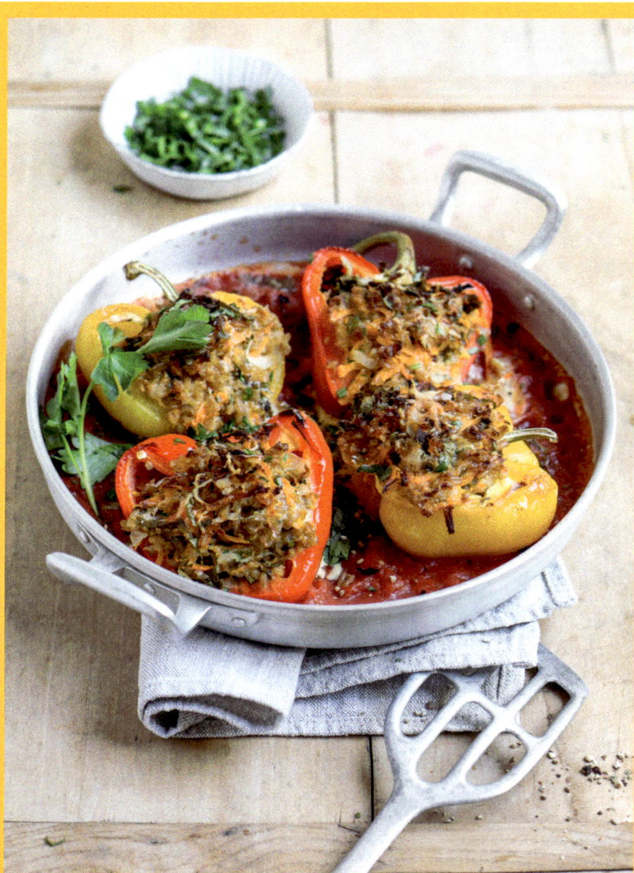

❶ Grünkern in einem Sieb abbrausen und abtropfen lassen. Schalotte und Möhre schälen, die Schalotte fein würfeln und die Möhre raspeln.
In einem Topf im heißen Öl kurz anschwitzen. Grünkern kurz mit anschwitzen und die Brühe angießen. Mit Salz und Pfeffer würzen, den Deckel auflegen und etwa 15 Minuten köcheln lassen. Von der Hitze nehmen und ca. 20 Minuten offen ausquellen lassen.

❷ Die Petersilie abbrausen, trocken schütteln und die Blätter abzupfen. In feine Streifen schneiden und ein wenig zum Garnieren beiseitelegen. Die Hälfte vom Rest unter die Tomaten mischen und mit Salz und Pfeffer würzen. In eine Backform füllen.

❸ Den Ofen auf 180 °C Ober- und Unterhitze vorheizen.

❹ Die Paprikaschoten waschen, halbieren und putzen. Unter den Grünkern die übrige Petersilie, das Ei und den Käse mengen und mit Salz und Pfeffer würzen. In die Paprikahälften füllen und in die Tomatensauce setzen. Im Ofen ca. 35 Minuten goldbraun backen. Mit der übrigen Petersilie bestreut servieren.

Pro Portion: 370 kcal, 10 g F, 19 g EW, 43 g KH, 10 g BST
Zubereitungszeit: 20 min, Garzeit ca.: 35 min,
Backen ca.: 35 min, Gesamtzeit: 1 h 30 min,
Schwierigkeitsgrad: medium

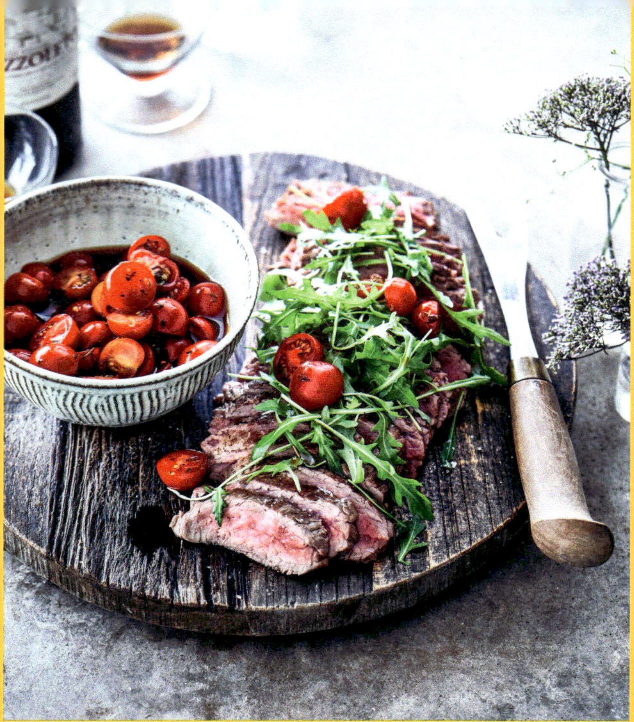

Für 2 Portionen

400 g Rinderfilet
(küchenfertig pariert)
1 TL Rapsöl
2 Handvoll Rucola
150 g Kirschtomaten
1 Knoblauchzehe
2 EL Balsamico
1 EL Zitronensaft
1 TL Olivenöl
1 TL Kräutermischung
(italienisch)
Meersalz
Pfeffer (aus der Mühle)

Gegrilltes Rinderfilet mit Rucola und Kirschtomaten

Das Filet etwa 30 Minuten vor dem Grillen aus der Kühlung nehmen. Trocken tupfen und mit dem Rapsöl bepinseln. Auf dem heißen Grill rundherum bräunen, dann bei indirekter Hitze und geschlossenem Deckel 15–20 Minuten rosa grillen. Inzwischen den Rucola und die Tomaten abbrausen und verlesen. Die Tomaten halbieren. Den Knoblauch in eine Schüssel pressen und mit dem Balsamico, Zitronensaft, Olivenöl, den Kräutern, Salz und Pfeffer verrühren. Die Tomaten untermischen und ziehen lassen, vor dem Servieren abschmecken. Das Filet vom Grill nehmen und mit Salz und Pfeffer würzen. Vor dem Anschneiden einige Minuten ruhen lassen. In dünne Scheiben schneiden, mit dem Rucola und ein paar Tomaten belegen und die übrigen marinierten Tomaten dazu servieren.

Pro Portion: 328 kcal, 13 g F, 44 g EW, 6 g KH, 2 g BST
Vorbereitungszeit: 15 min, Zubereitungs-/Garzeit: 25 min, Ruhezeit: 35 min, Gesamtzeit: 1 h 15 min

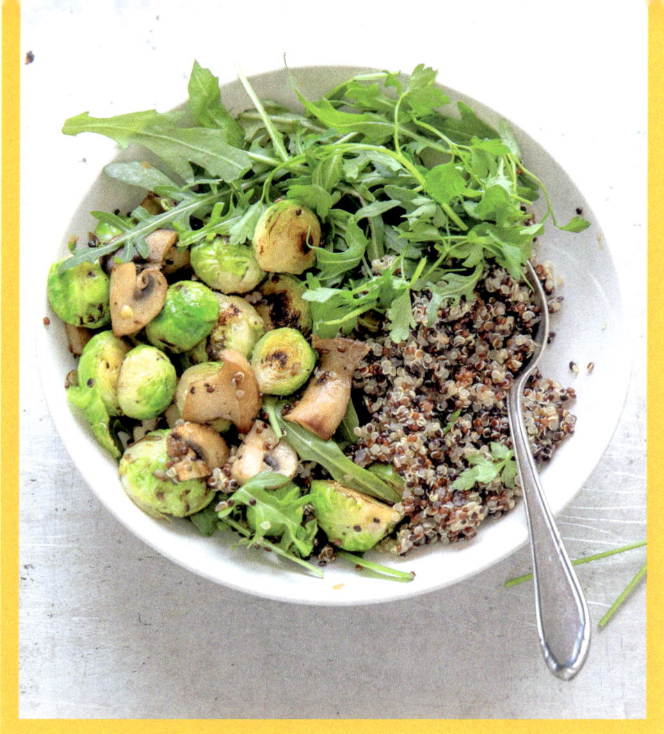

Für 2 Portionen

100 g Quinoa
Salz
250 g Rosenkohl
2 Handvoll Rucola
3 Stängel Petersilie
100 g Pilze (kleine Kräuterseitlinge und Champignons)
1 Knoblauchzehe
1 TL Rapsöl
Pfeffer (aus der Mühle)
2 EL Balsamico (weiß)
1 EL Zitronensaft
1 TL Leinöl

Pilz-Rosenkohl-Pfanne mit Quinoa

Die Quinoa in einem Sieb abbrausen und abtropfen lassen. Mit ca. 200 ml Wasser und etwas Salz in einen Topf füllen und ca. 20 Minuten mit Deckel gar köcheln. Rosenkohl, Rucola und Petersilie abbrausen. Rosenkohl putzen und halbieren, Rucola verlesen und trocken schütteln, die Petersilienblätter abzupfen. Die Pilze putzen und in mundgerechte Stücke schneiden. Den Knoblauch abziehen und fein hacken. Die Pilze mit dem Rosenkohl in einer Pfanne im heißen Öl goldbraun anbraten. Den Knoblauch kurz mitschwitzen und etwas Wasser angießen. Mit Salz und Pfeffer würzen und 8–10 Minuten gar dünsten. Für das Dressing den Balsamico mit dem Zitronensaft und Leinöl verquirlen und mit Salz abschmecken. Die Quinoa, falls nötig, abtropfen lassen und mit dem Rosenkohl, Pilzen und Rucola in Schälchen anrichten. Das Dressing darüberträufeln und mit der Petersilie garnieren.

Pro Portion: 337 kcal, 8 g F, 15 g EW, 44 g KH, 11 g BST
Vorbereitungszeit: 15 min, Garzeit: 20 min,
Gesamtzeit: 35 min, Schwierigkeitsgrad: einfach

Chicorée mit weißen Bohnen und Ziegenkäsecreme

Für 2 Portionen

1 Schalotte
1 Knoblauchzehe
2 TL Olivenöl
75 ml Gemüsebrühe
250 g Bohnen (weiß, Dose)
500 g Chicorée
(belgische Endivie, 4 Stück)
Salz
Pfeffer (aus der Mühle)
0,5 Kästchen Gartenkresse
100 ml Milch, 1,5 %
80 g Ziegenfrischkäse
1 TL Zitronensaft

1. Die Schalotte und Knoblauch abziehen und beides fein würfeln. Zusammen in einem Topf in 1 TL heißem Öl weich dünsten. Die Brühe angießen. Die Bohnen in einem Sieb abbrausen und abtropfen lassen. Mit in den Topf geben und mit Deckel etwa 10 Minuten köcheln. Inzwischen den Chicorée abbrausen und putzen. In einer Pfanne im übrigen heißen Öl rundherum braun anbraten. Dabei mit Salz und Pfeffer würzen. Etwas Wasser angießen und mit Deckel ca. 5 Minuten gar dünsten.

2. Die Kresse abschneiden. Die Milch mit ca. 50 g vom Ziegenfrischkäse cremig pürieren, in einem kleinen Topf erwärmen und mit Salz abschmecken. Die Bohnen fein zerstampfen und dabei ein wenig Kresse ergänzen. Nach Bedarf etwas Brühe oder Ziegenkäsecreme zugeben und mit Zitronensaft, Salz und Pfeffer abschmecken. Auf Teller verteilen und den Chicorée darauf anrichten. Die Ziegenkäsecreme rundherum verteilen und den übrigen Ziegenkäse darüber verteilen. Mit Kresse garnieren.

Pro Portion: 400 kcal, 17 g F, 28 g EW, 29 g KH, 10 g BST
Vorbereitungszeit: 15 min, Zubereitungs-/Garzeit: 20 min,
Gesamtzeit: 35 min, Schwierigkeitsgrad: medium

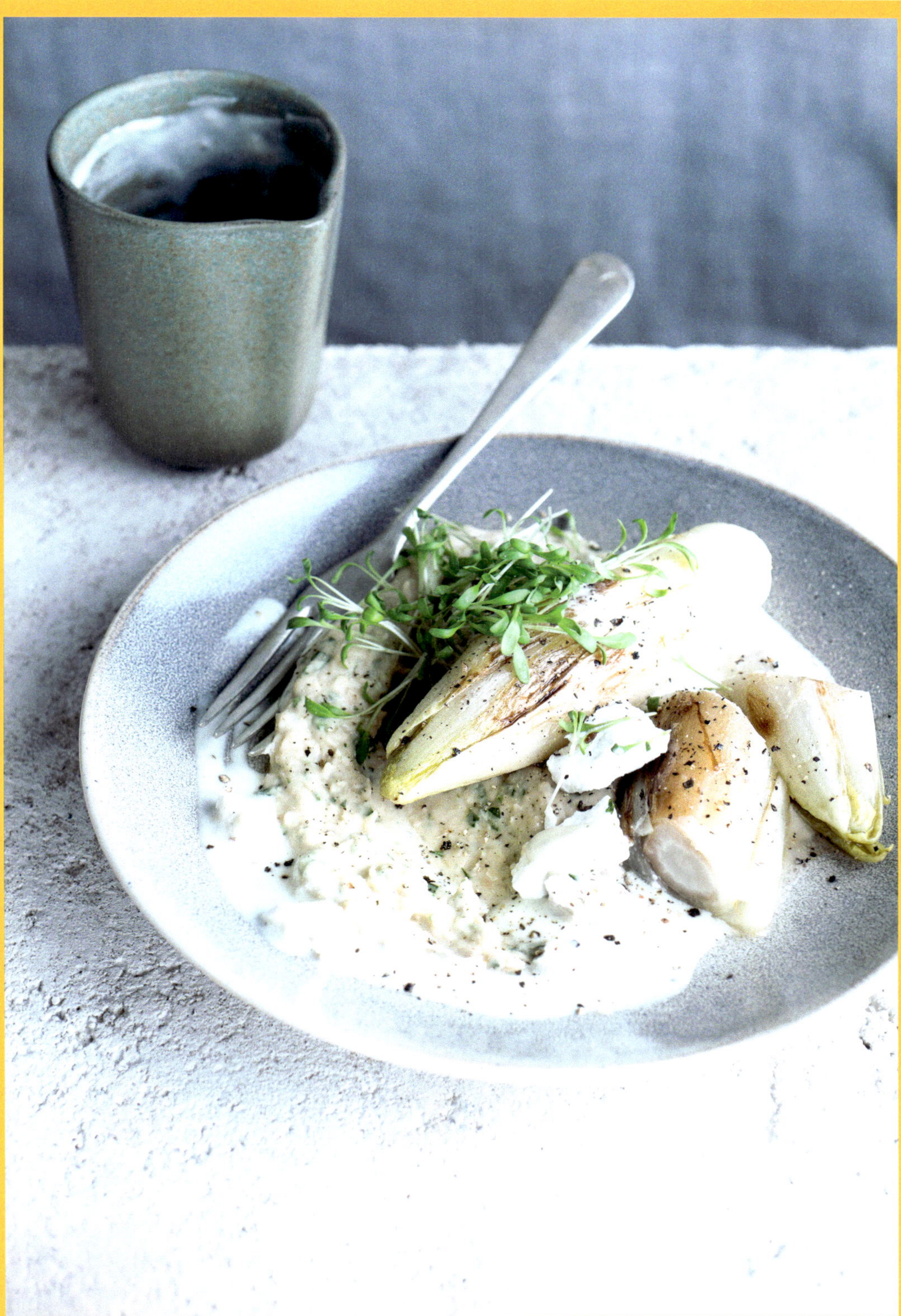

Ofengemüse mit Bohnen-Kräuter-Creme

Für 2 Portionen

1 Aubergine
1 Fenchelknolle
1 Paprikaschote (orangefarben)
2 Zweige Rosmarin
Meersalz
Pfeffer (aus der Mühle)
2 EL Pinienkerne
2 TL Olivenöl
200 g Cannellini-Bohnen (Dose)
2 Stängel Petersilie
2 Stängel Zitronenthymian
2 EL Sojajoghurt (natur)
0,5 Bio-Zitrone (Abrieb und Saft)
Pfeffer (aus der Mühle)

1. Aubergine und den Fenchel waschen, putzen, die Aubergine längs halbieren und in Scheiben schneiden, den Fenchel in schmale Spalten. Paprikaschote waschen, halbieren, das Kerngehäuse entfernen und das Fruchtfleisch in breite Streifen schneiden.

2. Den Backofen auf 200 °C Umluft vorheizen.

3. Rosmarin waschen, trocken schütteln, die Blätter abstreifen und mit dem Gemüse auf einem mit Backpapier belegten Backblech verteilen. Mit Salz und Pfeffer würzen, die Pinienkerne darüberstreuen, mit 1 TL Olivenöl beträufeln, alles gut vermischen und im Ofen ca. 25 Minuten goldbraun backen.

4. Für die Creme die Bohnen abgießen, abbrausen und abtropfen lassen. Die Petersilie und Thymian waschen und die Blätter abzupfen. Bohnen, Kräuter, Sojajoghurt, Abrieb und Saft der Zitrone in einen Mixer geben, mit Salz und Pfeffer würzen und unter Zugabe des übrigen Olivenöls zu einer Creme pürieren. Evtl. etwas kaltes Wasser ergänzen und abschmecken. In ein Schälchen füllen und zum Ofengemüse servieren.

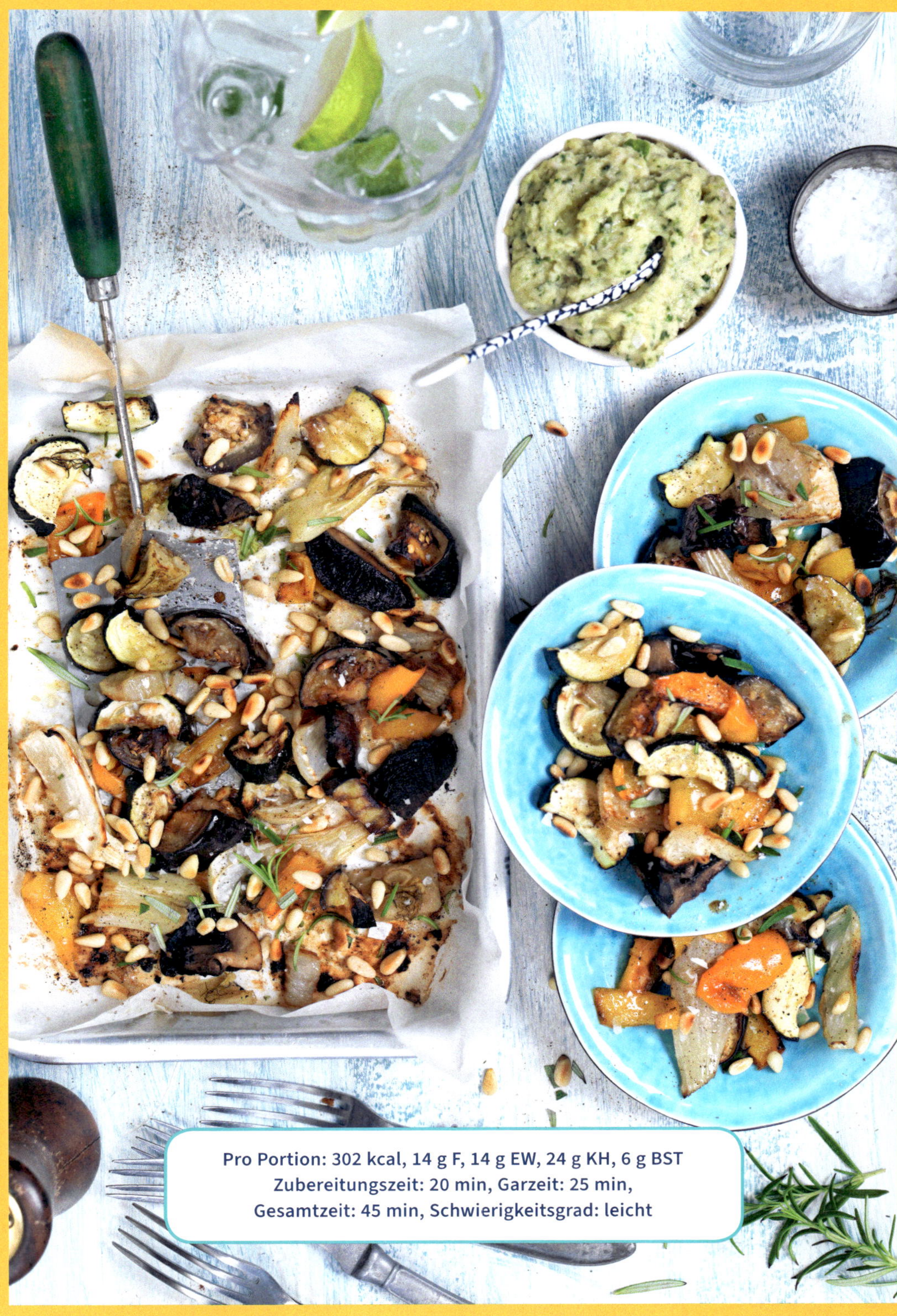

Pro Portion: 302 kcal, 14 g F, 14 g EW, 24 g KH, 6 g BST
Zubereitungszeit: 20 min, Garzeit: 25 min,
Gesamtzeit: 45 min, Schwierigkeitsgrad: leicht

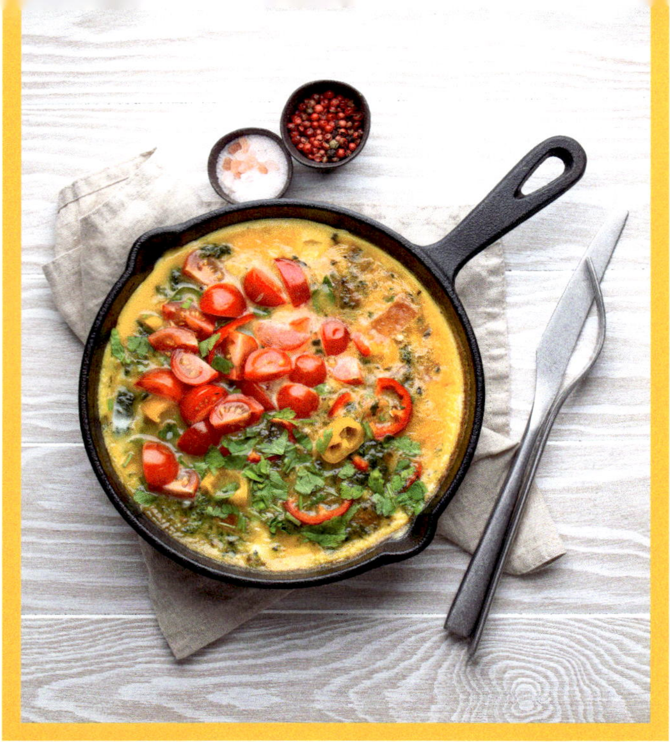

Für 2 Portionen

2 Spitzpaprika (rot und gelb)
150 g Kirschtomaten
1 Handvoll Spinat
2 Stängel Petersilie
5 Eier
75 ml Milch (fettarm)
1 TL Pfeffer (rosa Beeren)
Meersalz
1 TL Olivenöl

Paprika-Frittata mit Tomaten, Spinat und Tomaten

Den Ofen auf 200 °C Unter- und Oberhitze vorheizen. Die Paprika, Tomaten, Spinat und Petersilie abbrausen und putzen. Paprika in mundgerechte Streifen schneiden und die Tomaten vierteln. Den Spinat trocken schütteln. Die Petersilienblätter abzupfen und grob hacken. Ein paar Tomaten und etwa die Hälfte der Petersilie zum Garnieren abnehmen. Die Eier mit der Petersilie und der Milch verquirlen und mit rosa Pfeffer und Meersalz würzen. Paprika in einer ofenfesten Pfanne im heißen Öl 2–3 Minuten anschwitzen. Spinat zugeben und zusammenfallen lassen, die entstandene Flüssigkeit verdampfen lassen. Die Tomaten etwa 2 Minuten mitschwitzen. Eier darübergießen und im Ofen 20–25 Minuten stocken lassen und leicht goldbraun backen. Mit den übrigen Tomaten und Petersilie garniert servieren.

Pro Portion: 299 kcal, 18 g F, 22 g EW, 10 g KH, 4 g BST
Vorbereitungszeit: 10 min, Back-/Garzeit: 35 min,
Gesamtzeit: 45 min, Schwierigkeitsgrad: einfach

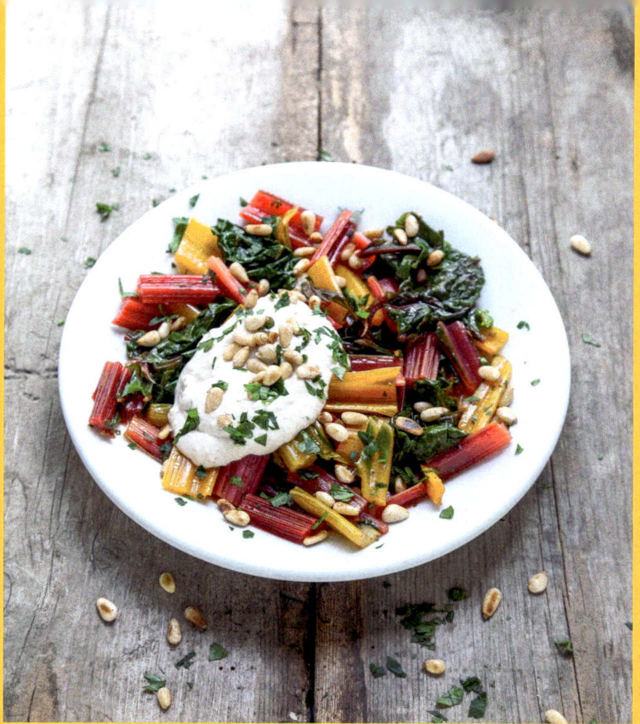

Für 2 Portionen

2 EL Pinienkerne
500 g bunter Mangold
Salz
1 TL Olivenöl
Pfeffer (aus der Mühle)
2 Stängel Petersilie
60 g Kichererbsen (Dose)
100 g Sojajoghurt (natur)
1 EL Zitronensaft
1 EL Tahina

Bunter Mangold mit Sesamsauce und Pinienkernen

Die Pinienkerne in einer Pfanne goldbraun rösten und abkühlen lassen. Den Mangold waschen und putzen. Die Stängel und Blätter separat in grobe Stücke schneiden. Die Stängel in kochendem Salzwasser ca. 3 Minuten blanchieren, die Blätter in der letzten Minute zugeben. Zusammen abgießen, abschrecken und abtropfen lassen. In einer Pfanne im heißen Öl ca. 2 Minuten leicht goldbraun braten, dabei mit Salz und Pfeffer würzen.

Zur Seite ziehen. Die Petersilie waschen, trocken schütteln, die Blätter abzupfen und hacken. Die Kichererbsen abtropfen lassen und mit dem Joghurt, Zitronensaft und Tahina cremig pürieren.
Evtl. etwas kaltes Wasser ergänzen und mit Salz und Pfeffer abschmecken.
Den Mangold auf einer Platte oder Tellern anrichten und die Sesamsauce daraufsetzen. Mit Petersilie und Pinienkernen bestreut servieren.

Pro Portion: 255 kcal, 14 g F, 16 g EW, 11 g KH, 7 g BST
Zubereitungszeit: 10 min, Garzeit: 10 min,
Gesamtzeit: 20 min, Schwierigkeitsgrad: leicht

Zitronenhähnchen mit grünem Spargel und Brokkolini

Für 2 Portionen

2 Zitronen (Bio)
3 TL Olivenöl
1 TL Thymian (getrocknet)
2 Hähnchenbrustfilets
(à ca. 120 g)
200 g Brokkolini
200 g grüner Spargel
Salz
Pfeffer (aus der Mühle)
2 Stängel Petersilie

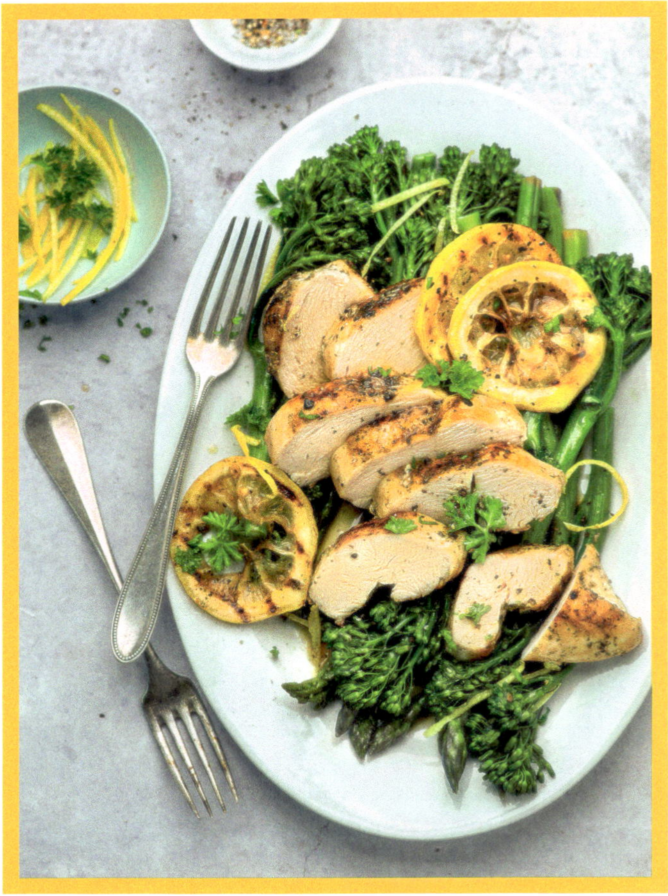

❶ Zitronen waschen, trocken reiben und die Schale in feinen Zesten abziehen. Aus der Mitte ein paar dünne Scheiben schneiden und vom Rest den Saft auspressen. Den Saft mit 2 TL Öl und Thymian verrühren. Das Hähnchen abbrausen, trocken tupfen und mit der Marinade übergießen. Etwa 30 Minuten ziehen lassen.

❷ Den Ofen auf 180 °C Unter- und Oberhitze vorheizen.

❸ Die Brokkolini und den Spargel abbrausen. Den Spargel im unteren Drittel schälen und in eine Backform legen. Mit 1 TL Öl beträufeln und mit Salz und Pfeffer würzen. Im Ofen abgedeckt ca. 5 Minuten backen.

❹ Inzwischen das Hähnchen aus der Marinade nehmen und in einer Grillpfanne auf beiden Seiten bräunen lassen. Die Brokkolini zum Spargel legen und mit der Hälfte der Zesten bestreuen. Das Hähnchen daraufsetzen und mit der Marinade übergießen. Zurück im Ofen 10–15 Minuten fertig backen.

❺ Die Zitronenscheiben in der Grillpfanne bräunen lassen. Die Petersilie abbrausen, trocken schütteln, die Blätter abzupfen und grob hacken. Das Hähnchen in Scheiben schneiden und mit den Zitronenscheiben auf dem Gemüse anrichten. Mit Pfeffer übermahlen und mit den übrigen Zesten und Petersilie garniert servieren.

Pro Portion: 296 kcal, 9 g F, 35 g EW, 9 g KH, 6 g BST
Vorbereitungszeit: 20 min, Marinierzeit: 30 min,
Garzeit: 20 min, Gesamtzeit: 1 h 10 min,
Schwierigkeitsgrad: medium

Grünkohl-Falafel auf mediterrane Art

Für 2 Portionen

150 g getrocknete Kichererbsen
150 g Grünkohl
Salz
1 rote Zwiebel
1 Knoblauchzehe
1 TL Kichererbsenmehl
0,5 TL Korianderpulver
0,5 TL Kreuzkümmelpulver
1 Prise Cayennepfeffer
0,5 TL Backpulver
1 EL Rapsöl
150 g Eisbergsalat
2 Tomaten
0,5 Bio-Salatgurke
2 Stängel Petersilie
50 g schwarze Oliven (entsteint)
2 TL Olivenöl
2 EL Weißweinessig

❶ Die Kichererbsen über Nacht in Wasser einweichen.

❷ Den Grünkohl abbrausen, von harten Stielen befreien und in Salzwasser 4–5 Minuten blanchieren. Abschrecken, gut abtropfen lassen und grob hacken. Die Zwiebel und den Knoblauch abziehen. Den Knoblauch und die Hälfte der Zwiebel mit den Kichererbsen in die Küchenmaschine geben und zerkleinern. Den Grünkohl mit dem Kichererbsenmehl, Koriander, Kreuzkümmel, 0,5 TL Salz, Cayennepfeffer und Backpulver zugeben und alles zu einer formbaren Masse zerkleinern. Etwa 30 Minuten kalt stellen. Dann daraus ca. 8 kleine Pattys formen. In einer Pfanne im heißen Rapsöl auf beiden Seiten jeweils ca. 5 Minuten goldbraun ausbacken.

❸ Salat, Tomaten, Gurke und Petersilie abbrausen. Den Salat trocken schütteln, putzen und grob zerpflücken. Tomaten putzen und in Spalten schneiden. Gurke längs halbieren und in Scheiben schneiden. Die Petersilienblätter abzupfen. Die übrige Zwiebel in Ringe schneiden. Die Oliven abtropfen lassen.

❹ In einer Schüssel das Olivenöl mit dem Essig und Salz verquirlen. Salat, Tomaten, Zwiebeln, Gurke und Oliven locker untermischen, abschmecken und auf Teller anrichten. Die Falafel daraufsetzen und mit Petersilie garniert servieren.

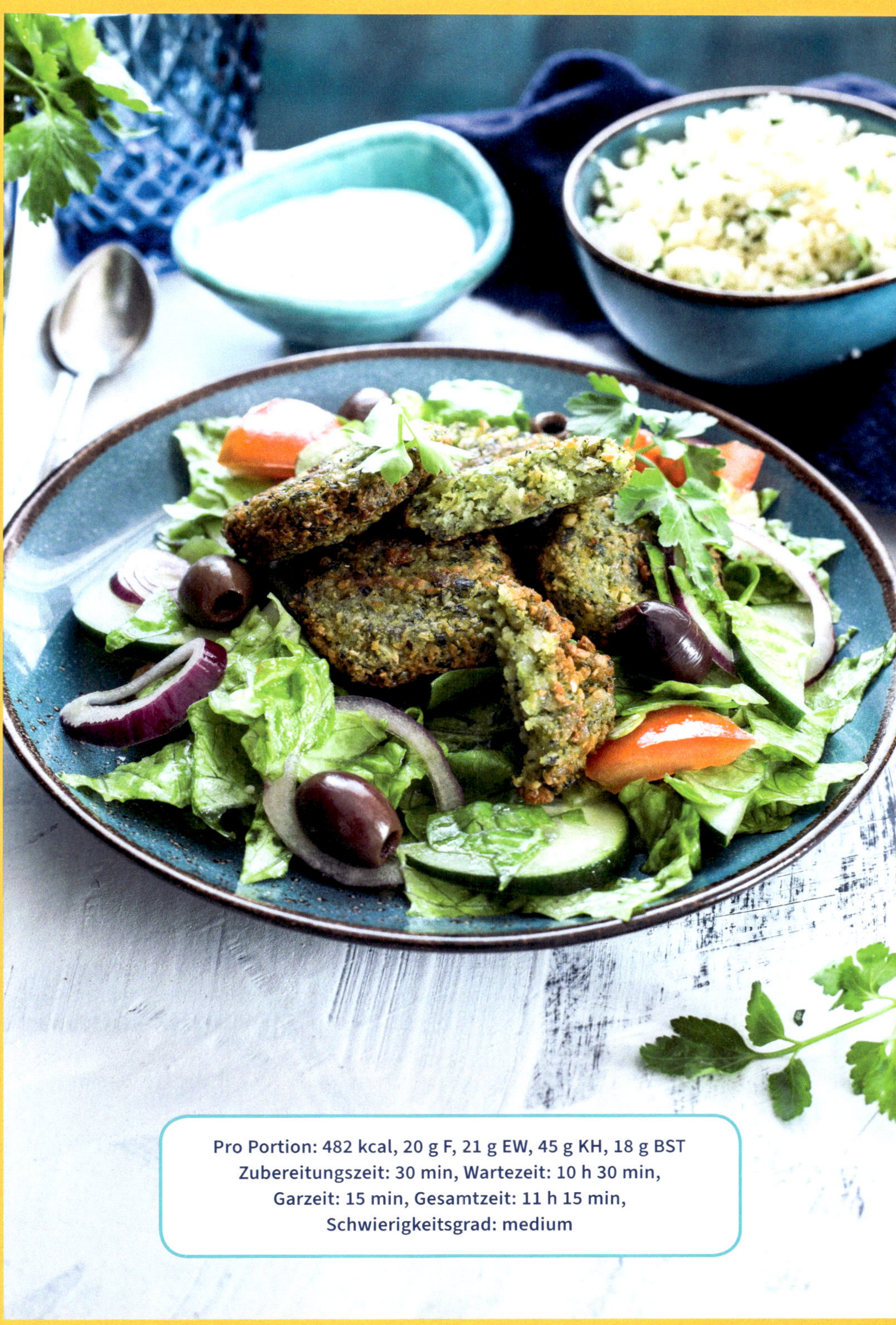

Pro Portion: 482 kcal, 20 g F, 21 g EW, 45 g KH, 18 g BST
Zubereitungszeit: 30 min, Wartezeit: 10 h 30 min,
Garzeit: 15 min, Gesamtzeit: 11 h 15 min,
Schwierigkeitsgrad: medium

Gebackener Weizen mit Fenchel und Tomaten

Für 2 Portionen

120 g Weizen
250 ml Gemüsebrühe
Salz
Pfeffer (aus der Mühle)
1 Fenchel
1 Zitrone (Bio)
80 g Oliven (schwarz und grün, entsteint)
1 EL Olivenöl
2 EL Zitronensaft
1 TL Honig
100 g Kirschtomaten
20 g Mandeln

1. Den Weizen über Nacht in Wasser einweichen.

2. Den Ofen auf 180 °C Unter- und Oberhitze vorheizen. Den Weizen abtropfen lassen und in einer Backform verteilen. Etwas Brühe angießen und mit Salz und Pfeffer würzen.

3. Den Fenchel abbrausen, putzen und das Grün zum Garnieren beiseitelegen. Die Knolle in ca. 1 cm dicke Scheiben schneiden. Die Zitrone abbrausen und in dünne Scheiben schneiden. Zusammen mit den Fenchelscheiben auf den Weizen legen und die Oliven dazwischen verteilen.

4. Alles mit dem Öl, Zitronensaft und Honig beträufeln und mit Salz und Pfeffer würzen. Im Ofen ca. 45 Minuten garen. Dabei nach und nach die übrige Brühe und evtl. etwas Wasser angießen.

5. Die Tomaten abbrausen und während der letzten ca. 15 Minuten mit auf den Weizen legen. Die Mandeln grob hacken. Den Weizen vor dem Servieren abschmecken, mit dem Gemüse anrichten und mit Mandeln und Fenchelgrün garnieren.

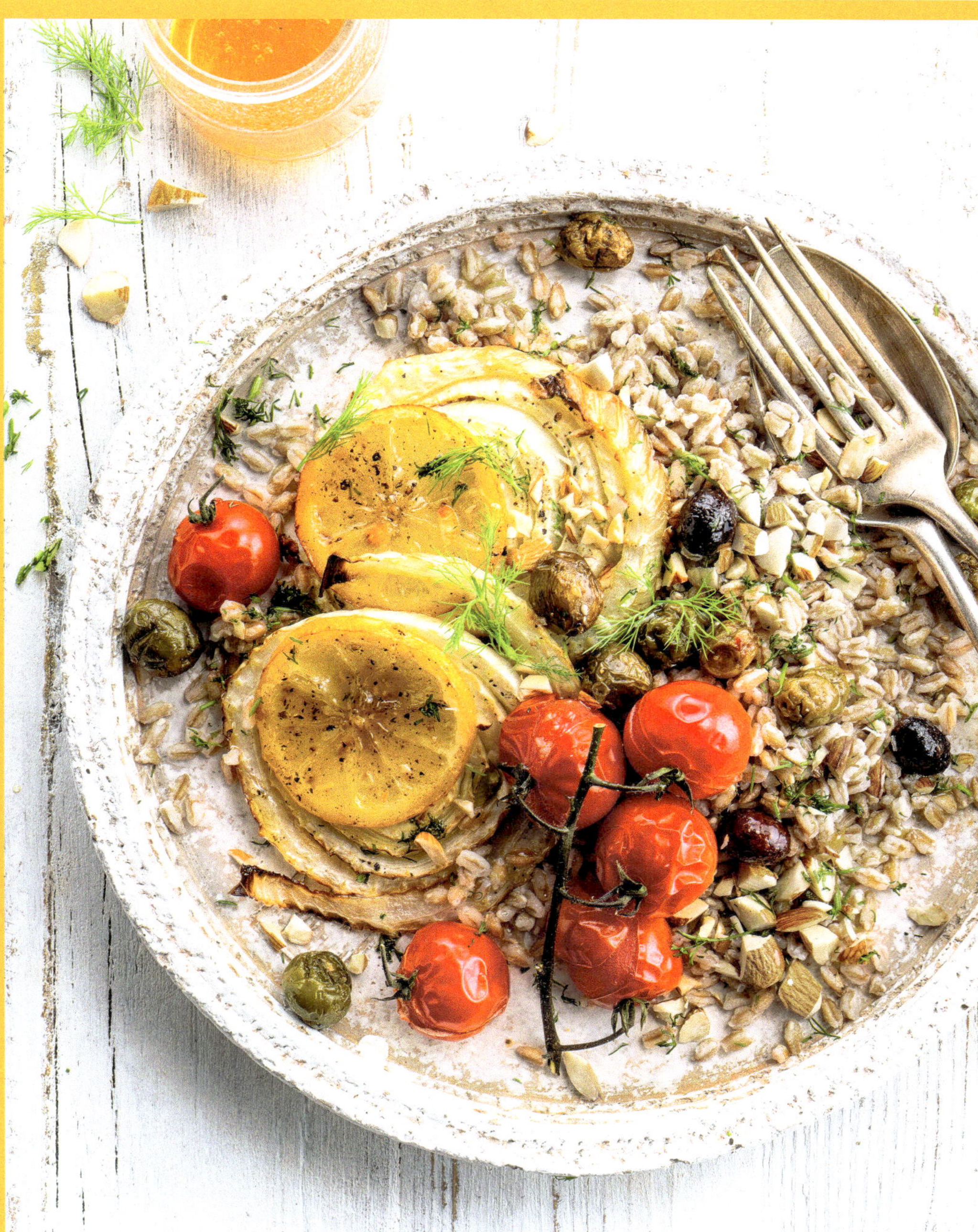

Pro Portion: 454 kcal, 22 g F, 12 g EW, 45 g KH, 13 g BST
Vorbereitungszeit: 15 min, Ruhezeit: 10 h, Garzeit: 45 min,
Gesamtzeit: 11 h, Schwierigkeitsgrad: einfach

Kürbisspiralen mit Kräutern und Körner-Topping

Für 2 Portionen

50 g Quinoa
1 kleiner Butternut-Kürbis (ca. 800 g)
1 rote Zwiebel
1 TL Olivenöl
120 ml Gemüsebrühe
Salz
Pfeffer (aus der Mühle)
2 EL Haferflocken
2 EL Kürbiskerne
1 EL Sesam
1 Handvoll Brunnenkresse
1 EL Zitronensaft
50 g Feta (fettarm)

1. Die Quinoa in einem Sieb abbrausen und abtropfen lassen. Den Kürbis schälen, die Fasern und Kerne entfernen und das Fruchtfleisch mit dem Spiralschneider in feine, lange Streifen schneiden. Die Zwiebel abziehen, halbieren und in feine Streifen schneiden.

2. In einer Pfanne im heißen Öl kurz anschwitzen. Quinoa kurz mitbraten und die Brühe angießen. Etwa 10 Minuten köcheln, dabei mit Salz und Pfeffer würzen. Die Kürbisspiralen untermischen und alles zusammen mit Deckel ca. 5 Minuten gar ziehen lassen.

3. Für das Topping die Haferflocken, Kürbiskerne und Sesamsamen in einer Pfanne duftend rösten. Etwas abkühlen lassen, dann hacken. Die Kresse abbrausen, verlesen und trocken schleudern. Etwa die Hälfte unter die Kürbispfanne schwenken und diese mit Zitronensaft abschmecken.

4. Auf Teller anrichten und mit der übrigen Kresse und den Körnern toppen. Den Feta darüberbröckeln und nach Belieben mit Essblüten garnieren.

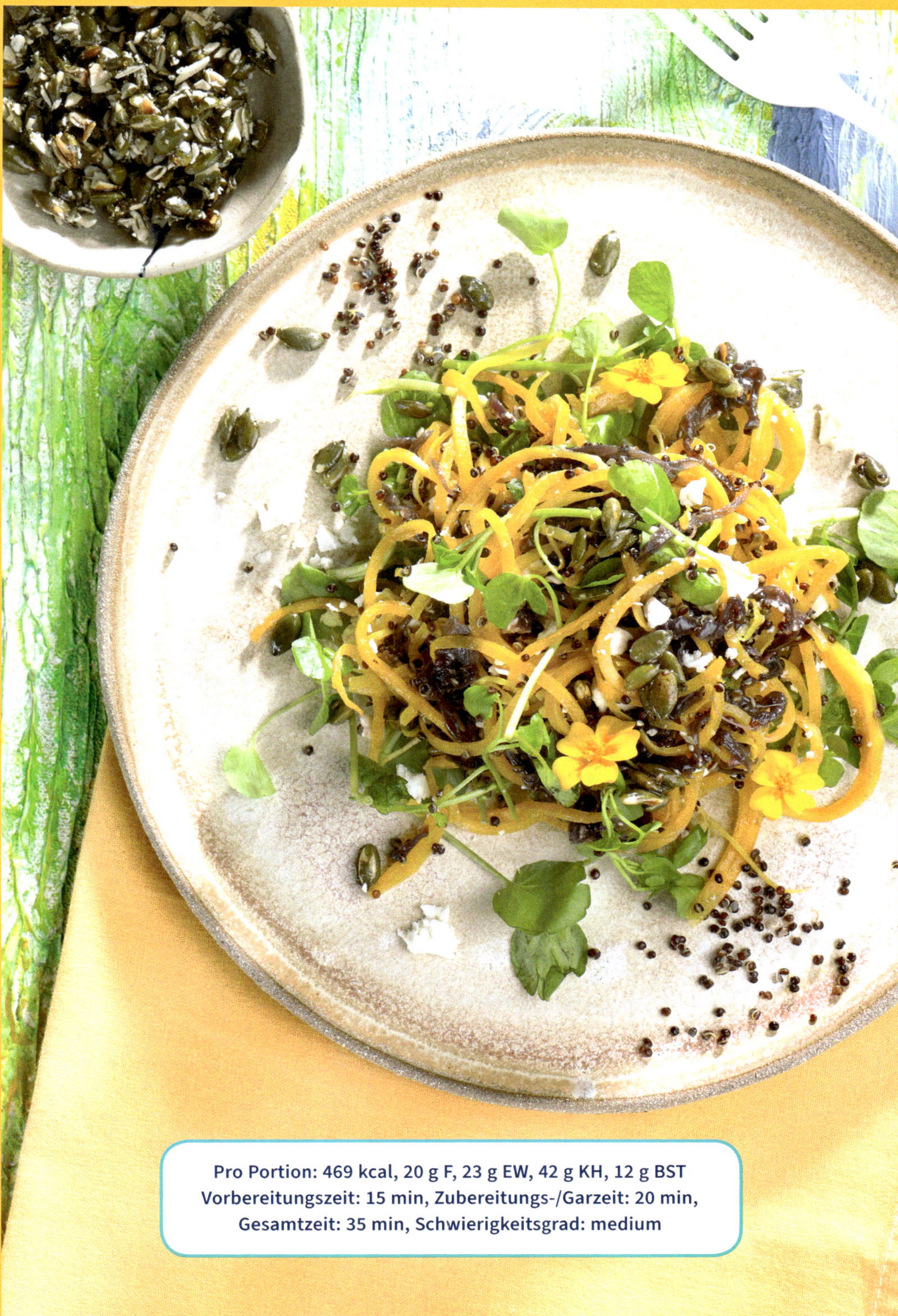

Pro Portion: 469 kcal, 20 g F, 23 g EW, 42 g KH, 12 g BST
Vorbereitungszeit: 15 min, Zubereitungs-/Garzeit: 20 min,
Gesamtzeit: 35 min, Schwierigkeitsgrad: medium

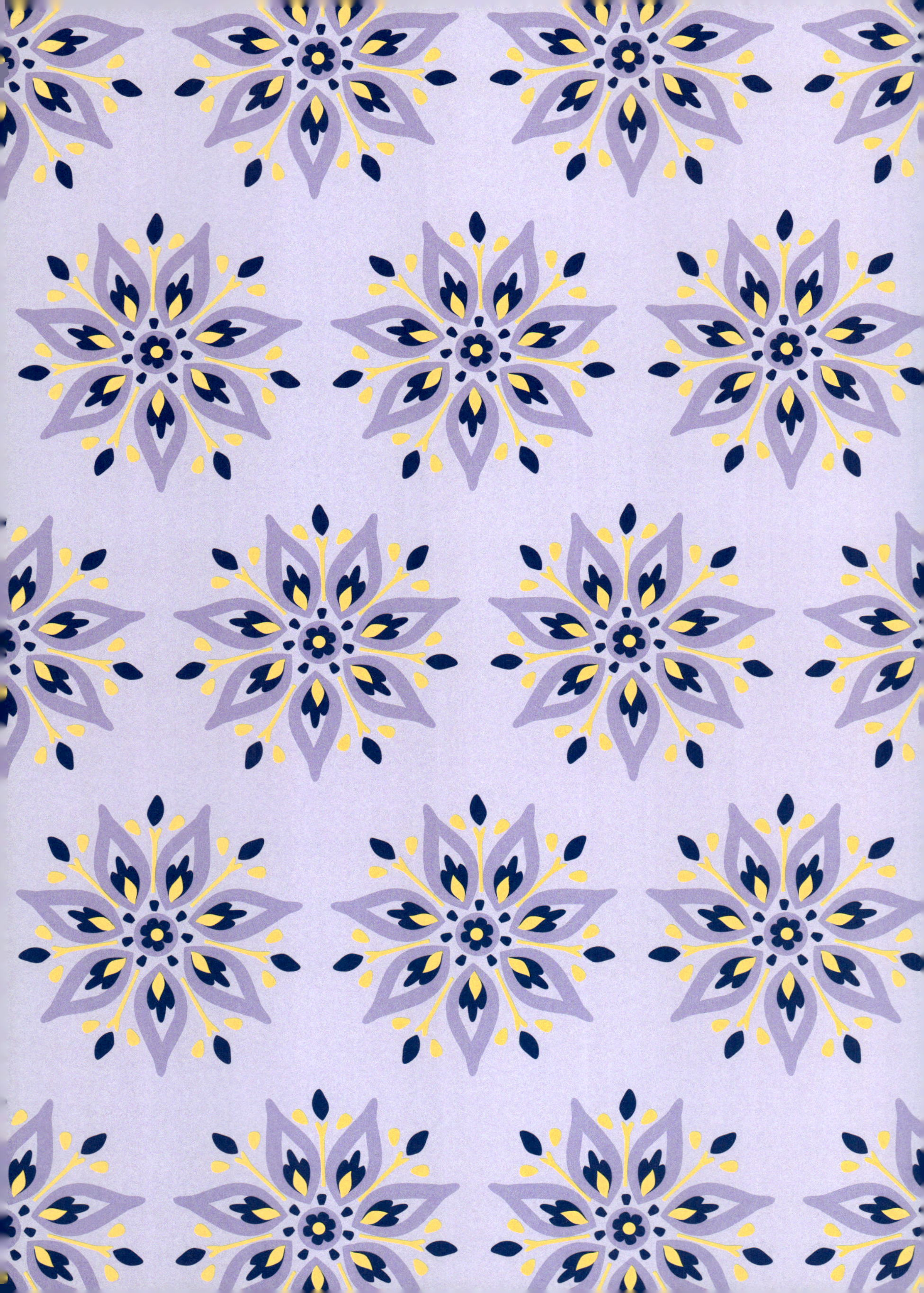

Desserts

Mini-Clafoutis mit Pfirsichen und Rhabarber

Für 2 Portionen

1 TL weiche Butter
2 Pfirsiche
150 g Rhabarber
2 Eier
1 TL Ahornsirup
1 Msp. Vanillepulver
1 Prise Salz
2 EL Dinkelmehl (Vollkorn)
150 ml Milch, 1,5 %
1 EL Mandelmehl
1 EL Haferkleie
20 g Mandelblättchen

❶ Den Ofen auf 200 °C Unter- und Oberhitze vorheizen. Zwei Portions-Backförmchen (à ca. 12 cm ø) mit Butter auspinseln.

❷ Pfirsiche und Rhabarber abbrausen, die Pfirsiche halbieren, entkernen und in Spalten schneiden, den Rhabarber putzen und schräg in mundgerechte Stücke schneiden.

❸ Die Eier mit dem Ahornsirup, Vanille und Salz verquirlen. Das Mehl darübersieben und mit der Milch, Mandelmehl und Kleie unterrühren. Den Teig über die Früchte gießen, mit den Mandelblättchen bestreuen und die Mini-Clafoutis im Ofen 25–30 Minuten goldbraun backen. Noch warm oder abgekühlt servieren.

Pro Portion: 382 kcal, 16 g F, 20 g EW, 34 g KH, 9 g BST
Vorbereitungszeit: 15 min, Backzeit: 30 min,
Gesamtzeit: 45 min, Schwierigkeitsgrad: einfach

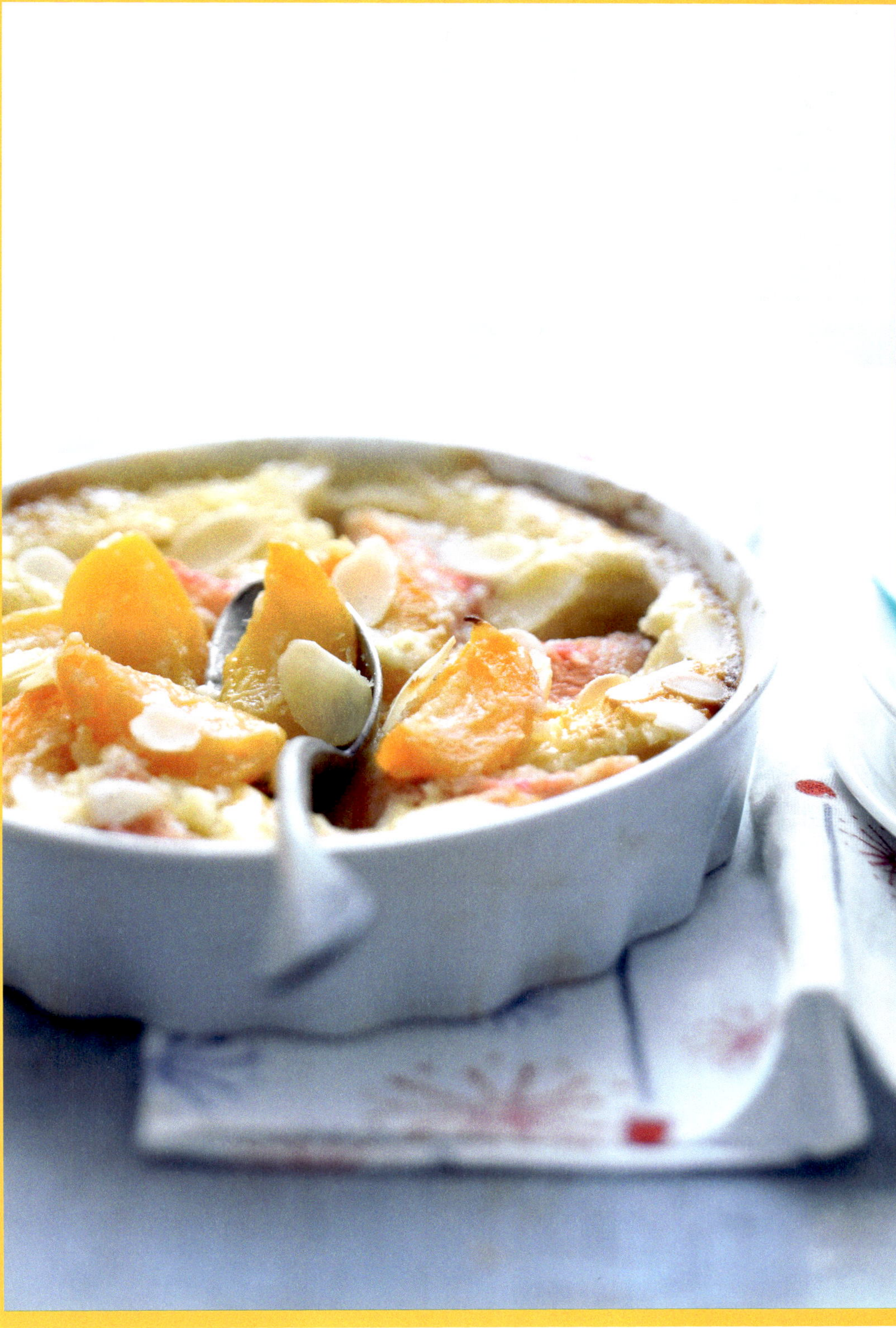

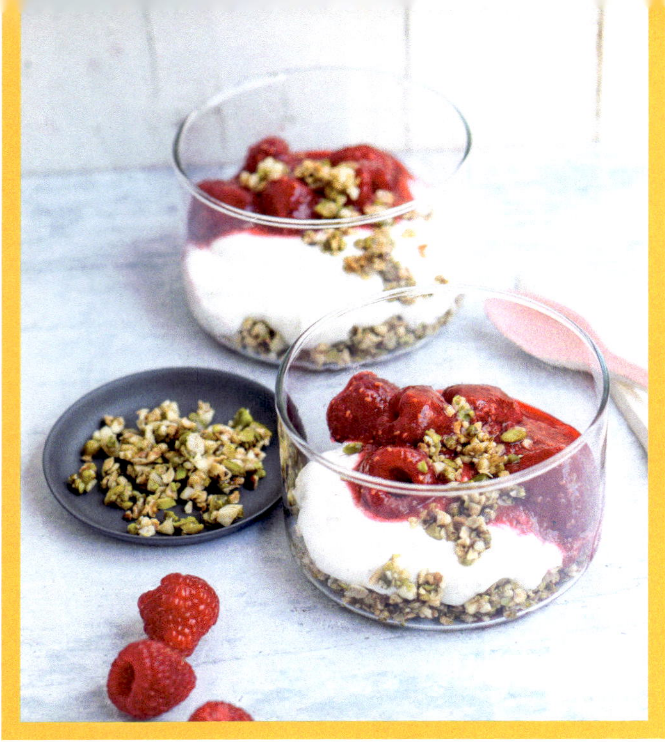

Für 2 Portionen

20 g Mandeln
20 g Pistazienkerne
20 g Haselnusskerne
200 g Himbeeren
2 TL Agavendicksaft
125 g Quark (Magerstufe)
100 g Frischkäse
1 Msp. Vanillepulver
ca. 3 EL Milch, 1,5 %

Himbeer-Käsekuchendessert mit Nüssen

Mandeln, Pistazien und Haselnüsse in einer Pfanne duftend rösten. Abkühlen lassen, dann fein hacken. Die Himbeeren verlesen. Etwa die Hälfte durch ein feines Sieb passieren und mit 1 TL Agavendicksaft verrühren. Den Quark mit dem Frischkäse, dem restlichen Agavendicksaft, Vanille und der Milch zu einer cremigen Käsecreme verrühren. Etwa 2/3 der Nussflocken in Schälchen streuen. Die Käsecreme darauffüllen und mit den Himbeeren toppen. Mit Sauce beträufeln und mit übrigen Nussflocken bestreuen.

Pro Portion: 378 kcal, 24 g F, 19 g EW, 17 g KH, 7 g BST
Vorbereitungszeit: 20 min, **Garzeit:** 5 min,
Gesamtzeit: 25 min, **Schwierigkeitsgrad:** einfach

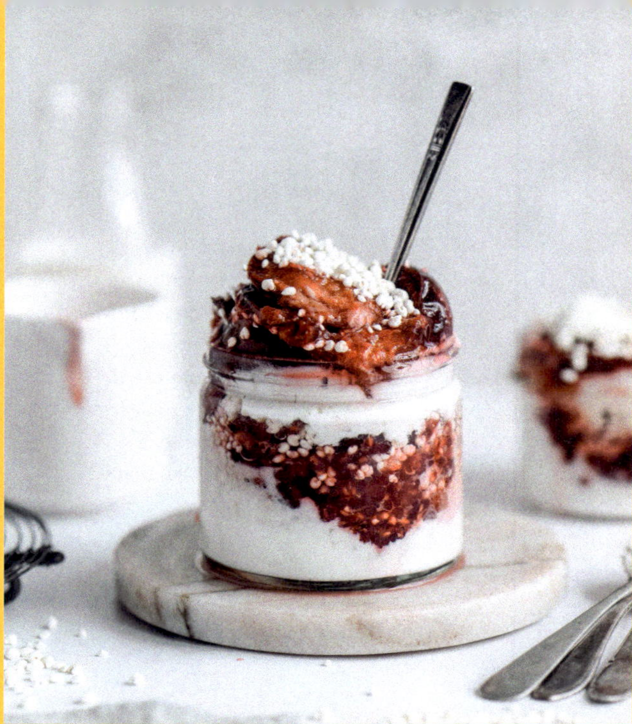

Für 2 Portionen

80 g Hirse
150 ml Milch, 1,5 %
100 ml roter Traubensaft
1 EL Zitronensaft
1 Vanilleschote
200 g Pflaumen
200 g Joghurt, 1,5 %

Dessert mit Pflaumen und Hirse

Die Hirse in einem Sieb abbrausen und abtropfen lassen. Die Milch aufkochen, die Hirse unterrühren und ca. 5 Minuten köcheln. Den Deckel auflegen, den Herd ausschalten und die Hirse ca. 20 Minuten ausquellen lassen. Mit einer Gabel auflockern und offen auskühlen lassen. Inzwischen in einem Topf Traubensaft und Zitronensaft mit aufgeschlitzter Vanilleschote aufkochen. Die Pflaumen abbrausen, vierteln und entkernen.
Im Saft kurz aufkochen, dann von der Hitze nehmen und abkühlen lassen. Die Vanilleschote wieder entfernen. Etwas Hirse zum Garnieren abnehmen. Unter den Rest den Joghurt mischen und abwechselnd mit den Pflaumen in Gläser füllen. Mit der übrigen Hirse toppen.

Pro Portion: 319 kcal, 4 g F, 13 g EW, 55 g KH, 3 g BST
Vorbereitungszeit: 15 min, Garzeit: 25 min,
Gesamtzeit: 40 min, Schwierigkeitsgrad: einfach

Erdbeer-Lavendel-Suppe

Für 2 Portionen

2 Stängel Lavendel
150 ml Traubensaft (klar)
1 Zitrone (Bio, Schale in Streifen und Saft)
400 g Erdbeeren

1. Die Lavendelblüten abstreifen und mit dem Traubensaft, Zitronenschale und 150 ml Wasser leicht erwärmen. Abkühlen lassen. Die Zitronenschale wieder entfernen.

2. Die Erdbeeren abbrausen, putzen und in Scheiben schneiden. In einer Schüssel mit dem Trauben- und Zitronensaft übergießen und mindestens 2 Stunden kalt stellen.

3. Zum Servieren auf tiefe Teller verteilen.

Pro Portion: 136 kcal, 1 g F, 2 g EW, 25 g KH, 4 g BST
Zubereitungszeit: 15 min, Kühlen: 2 h,
Gesamtzeit: 2 h 15 min, Schwierigkeitsgrad: leicht

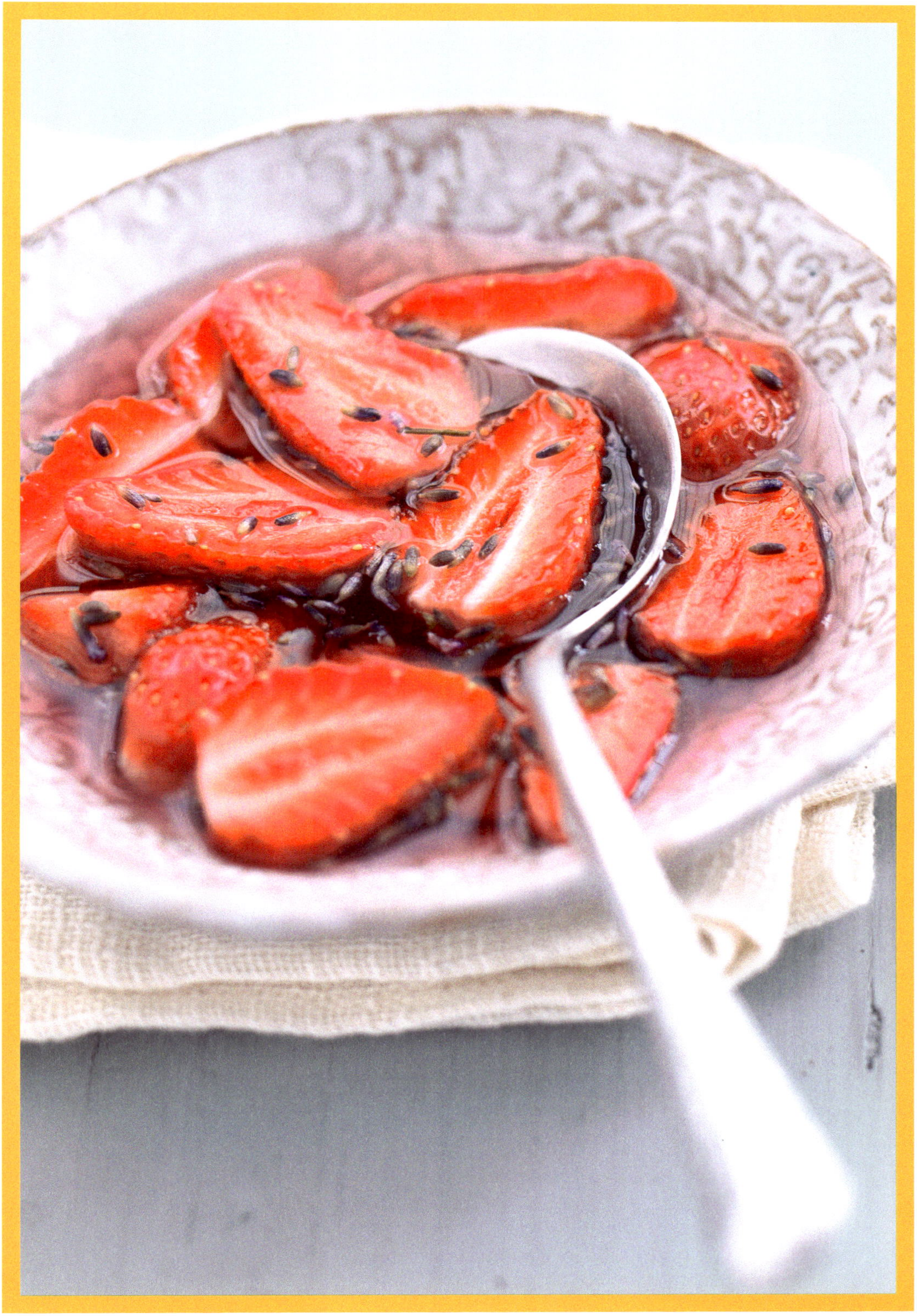

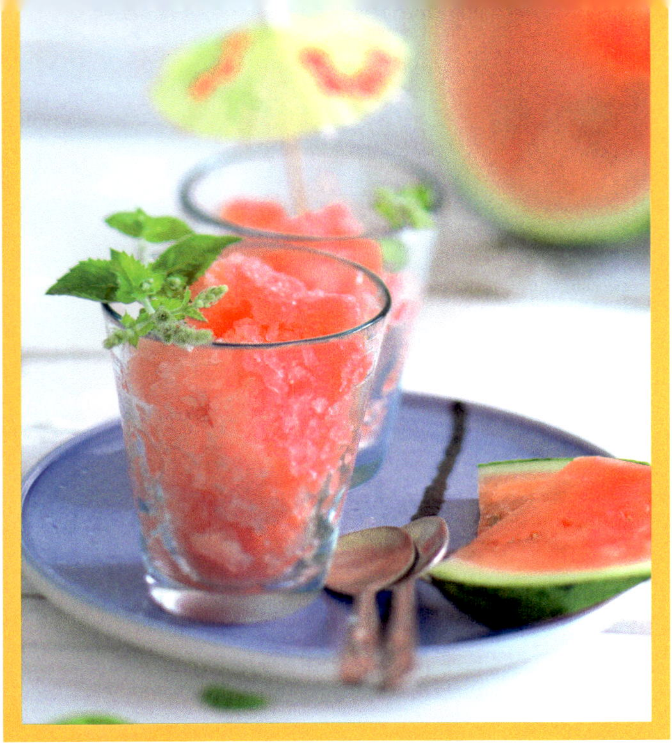

Für 2 Portionen

20 g Ingwer
300 g Wassermelonenfruchtfleisch
1 TL Honig
3 EL Zitronensaft

Wassermeloneneis mit Ingwer

Ingwer schälen und in Scheiben schneiden. Melonenfruchtfleisch entkernen und grob in Stücke schneiden. Beides mit dem Honig und Zitronensaft fein pürieren. In eine flache Schale füllen und mindestens 6 Stunden frieren lassen. Dabei gelegentlich umrühren, sodass grobe Eiskristalle entstehen. Etwa 15 Minuten vor dem Servieren aus dem Gefrierfach nehmen und krümelig zerstoßen.
Z. B. in Gläser füllen und mit frischen Kräutern garnieren.

Pro Portion: 81 kcal, 0 g F, 1 g EW, 17 g KH, 0,4 g BST
Zubereitungszeit: 15 min, **Gefrierzeit:** 6 h,
Gesamtzeit: 6 h 15 min, **Schwierigkeitsgrad:** leicht

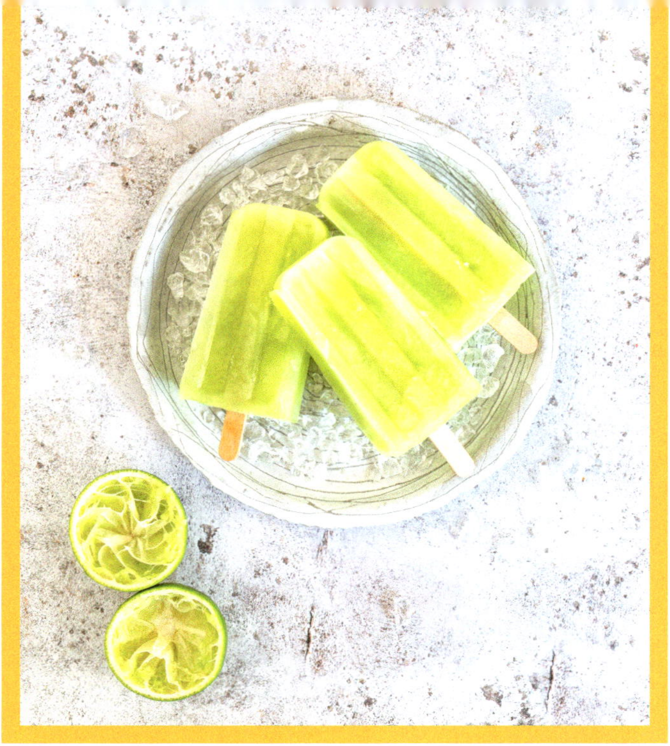

Für 6 Portionen

1 Salatgurke
2 Stängel Minze
3 EL Reissirup
Saft von 2 Limetten

Gurkeneis mit Limette, Reissirup und Minze

Gurke schälen und grob in Stücke schneiden. Minze abbrausen, trocken schütteln und die Blätter abzupfen. Zusammen mit der Gurke, Reissirup und Limettensaft in einen Mixer geben und sehr fein pürieren. Nach Bedarf etwas kaltes Wasser ergänzen. In Eisförmchen mit Stiel (à ca. 80 ml) füllen und mindestens 6 Stunden frieren lassen.

Pro Portion: 37 kcal, 0 g F, 1 g EW, 7 g KH, 1 g BST
Zubereitungszeit: 15 min, **Gefrierzeit:** 6 h,
Gesamtzeit: 6 h 15 min, **Schwierigkeitsgrad:** leicht

Wassermelonenpizza mit Sommerfrüchten

Für 6 Portionen

1 Handvoll Himbeeren
1 Handvoll Brombeeren
1 Handvoll Kirschen
1 Handvoll Erdbeeren
1 Handvoll Heidelbeeren
0,5 Nektarine
800 g Wassermelone (eine dicke Scheibe)
2 TL Haselnussmus
1 TL Mandelmus
0,5 TL Mohn

1. Alle Beeren, Kirschen und die Nektarine abbrausen und trocken tupfen. Die Himbeeren und Brombeeren putzen und etwa 30 Minuten anfrieren lassen. Die Kirschen halbieren und entkernen, die Erdbeeren halbieren. Die Heidelbeeren verlesen. Die Nektarine entkernen und in dünne Scheiben schneiden.

2. Die Melonenscheibe in 6 gleich große „Pizza"-Stücke schneiden. Zwei Stücke mit dem Haselnussmus bestreichen und mit den Erdbeeren und Heidelbeeren belegen. Die übrigen Früchte jeweils auf ein Melonenstück legen. Nektarinen mit dem Mohn bestreuen und die Heidelbeeren mit dem Mandelmus beträufeln.
Nach Belieben noch mit wenig Zuckerdekor garnieren.

Pro Portion: 74 kcal, 2 g F, 2 g EW, 11 g KH, 2 g BST
Vorbereitungszeit: 15 min, Anfrieren: 30 min,
Gesamtzeit: 45 min, Schwierigkeitsgrad: einfach

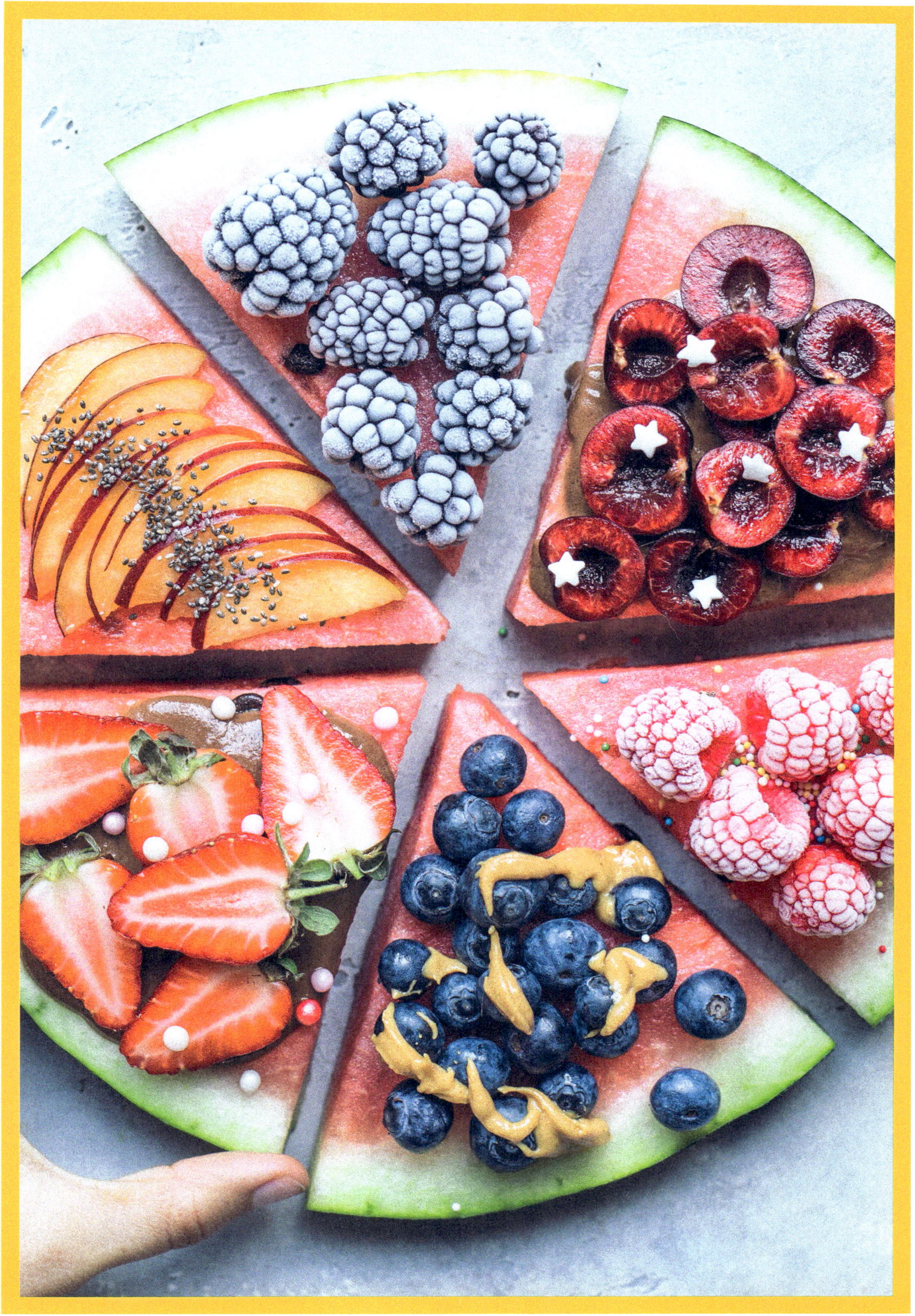

Sachregister

A/B/C

E/F/G

H/I/K/L

M/N/O/P/R

S/T

U/V/W/Z

Rezeptregister

A/B

C/D

E/F

G/H

I/K

L/M

O

P/R/S

V/W/Z

Impressum

Apotheken Umschau:
Länger leben ohne Bauchfett

ISBN 978-3-927216-80-8
PZN: 18208333

1. Auflage 2023
Wort & Bild Verlag
Konradshöhe GmbH & Co. KG
Konradshöhe 1, 82065 Baierbrunn
Handelsregister: Amtsgericht München
HRA 44980 / USt-ID-Nr. DE 130750628

Geschäftsführer:
Andreas Arntzen (Vorsitzender),
Dr. Dennis Ballwieser, Malte von Trotha
Chefredaktion: Dr. Dennis Ballwieser,
Julia Rotherbl

Projekt- und Redaktionsleitung: Beatrice Sobeck
(Isartal Health Media GmbH & Co. KG; IHM)
Konzept und Lektorat: Elke Schurr (IHM)
Text: Stephanie Arndt, Katrin Ertl
Fachwissenschaftliche Redaktion:
Dr. Roland Mühlbauer (Wort & Bild Verlag)
Rezepte: Katrin Ertl, Elke Schurr (IHM)
Projektmitarbeit: Christine Kluge
Grafisches Konzept: Dominik Schwarz (IHM)
Layout & Satz: GROOTHUIS. Gesellschaft der Ideen und Passionen mbH für Kommunikation und Medien, Marketing und Gestaltung; groothuis.de
Bildredaktion: Stephanie Wiegand (IHM),
Dana Römhild-Fries (IHM)
Schlussredaktion: Schlussredaktion.de GmbH
Bildbearbeitung: Olaf Schnee
Produktion: Angelika Emmert
Druck: Grafisches Centrum Cuno GmbH
& Co. KG, Calbe - gedruckt im Ultra HD Print®

Klimaneutral
Druckprodukt
ClimatePartner.com/13493-2211-1014

MIX
Papier aus verantwortungsvollen Quellen
FSC® C043106

Im Vertrieb der Edel Verlagsgruppe
Edel Germany GmbH,
Neumühlen 17, 22763 Hamburg,
buchvertrieb@edel.com

Hinweis: Die Ratschläge in diesem Buch wurden sorgfältig von Autoren und Verlag erarbeitet und geprüft. Erkrankungen gehören in ärztliche Behandlung. Das Buch kann daher keinen ärztlichen Rat ersetzen.

Bildnachweise:
Illustrationen und Infografiken: Ilona Burgarth

Cover: StockFood/News Life Media | StockFood/Ewgenija Schall | Shutterstock

Ratgeberteil:
28: Adobe Stock | 39: Stocksy United/Ina Peters | 41: Adobe Stock | 46: Adobe Stock | 46: iStock/Ju Photographer | 49: iStock/kerdkanno | 50: Stocksy/Dobránska Renáta | 52: Adobe Stock | 53: Adobe Stock | 55: Getty Images/Halfpoint Images

Rezeptteil (alle Stockfood)
61: Picture Pantry | 63: Jan-Peter Westermann | 64: Jan Wischnewski | 65: für ZS Verlag/Mathias Neubauer | 67: für ZS Verlag / Katrin Winner | 69: Natalia Bogubowicz | 70: für ZS Verlag / Julia Hoersch | 71: Sandra Eckhardt | 72: Lara Jane Thorpe | 73: für ZS Verlag / Claudia Timmann | 77: Are Media | 78 StockFood/News Life Media | 80: Anna Bogush | 81: Are Media | 82: PhotoCuisine | 84: Immediate Media / Good Food | 85: Anke Schütz | 87: PhotoCuisine 88: PhotoCuisine | 89: The Picture Pantry | 91: PhotoCuisine | 92: PhotoCuisine | 97,98: Udo Einenkel | 99: Are Media | 101: Irina Meliukh | 102: Manuela Rüther | 103: PhotoCuisine | 104: für ZS Verlag / Barbara Bonisolli 106: StockFood / Michael Wissing | 107: PhotoCuisine | 109: Jan Wischnewski | 110: PhotoCuisine / Thys/Supperdelux | 111: Komar | 115: Ewgenija Schall | 116: Jean-Francois Rivière | 117: Tanja Major | 118: Jan-Peter Westermann | 121: Nadja Hudovernik Food Photography | 122: PhotoCuisine | 123: Are Media | 125: Peter Raider | 127: StockFood Studios/Thorsten Suedfels | 128: Rua Castilho | 129: Rogge & Jankovic Fotografen | 131: Harry Bischof | 132: für ZS Verlag / Claudia Timmann | 134: PhotoCuisine | 135: Claudia Timmann | 137: PhotoCuisine | 139: Eva Hilden Smith | 140: Olena Yeromenko | 141: Julia Skowronek | 142: Ewgenija Schall | 145: Maricruz Avalos Flores | 147: PhotoCuisine | 149: PhotoCuisine | 153: PhotoCuisine / Bernard Radvaner | 154: für ZS Verlag / Claudia Timmann | 155: Kasia Wala | 157: PhotoCuisine Pierre Louis Viel | 158: Tanja Major | 159: Jan Wischnewski | 161: PhotoCuisine

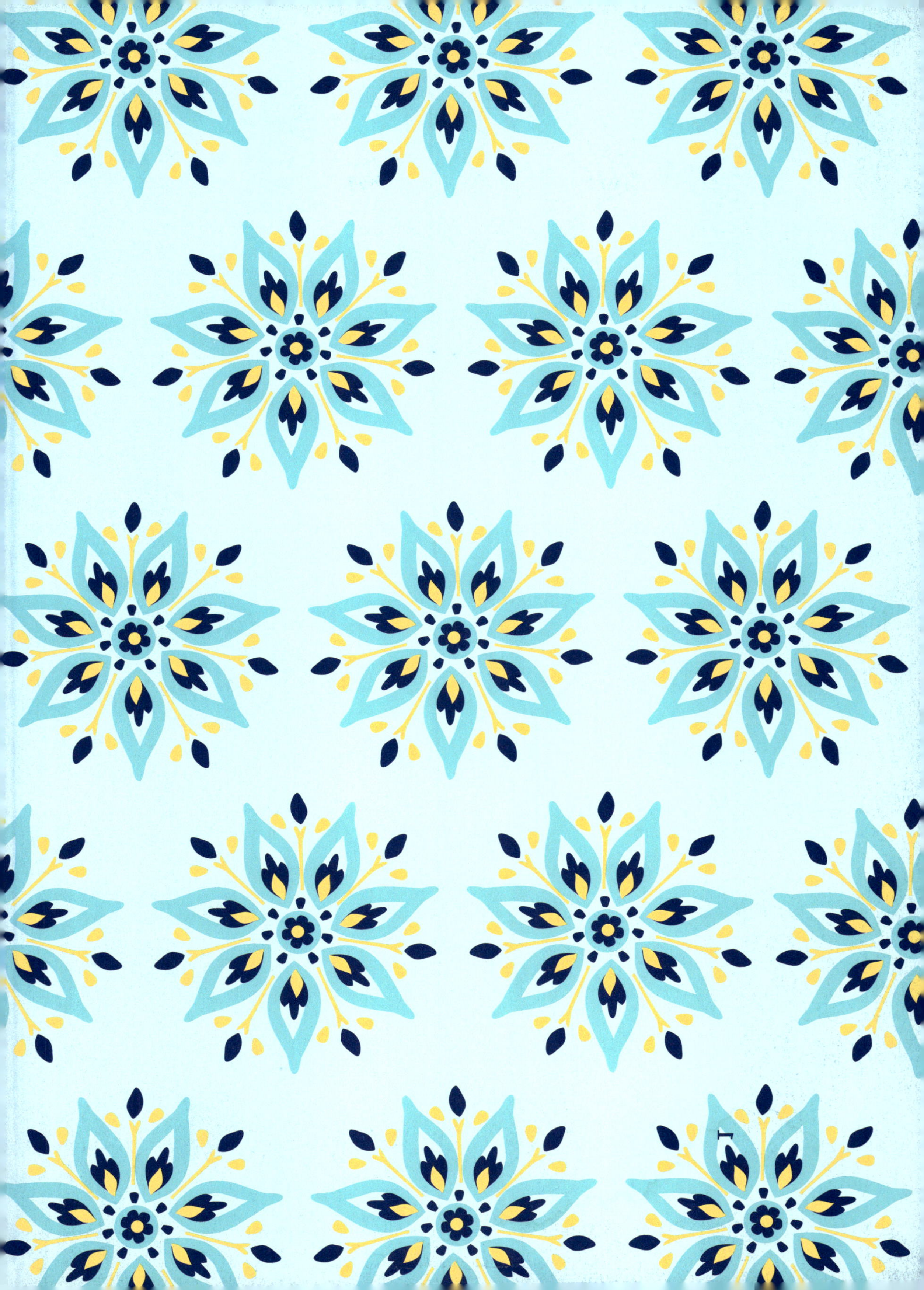

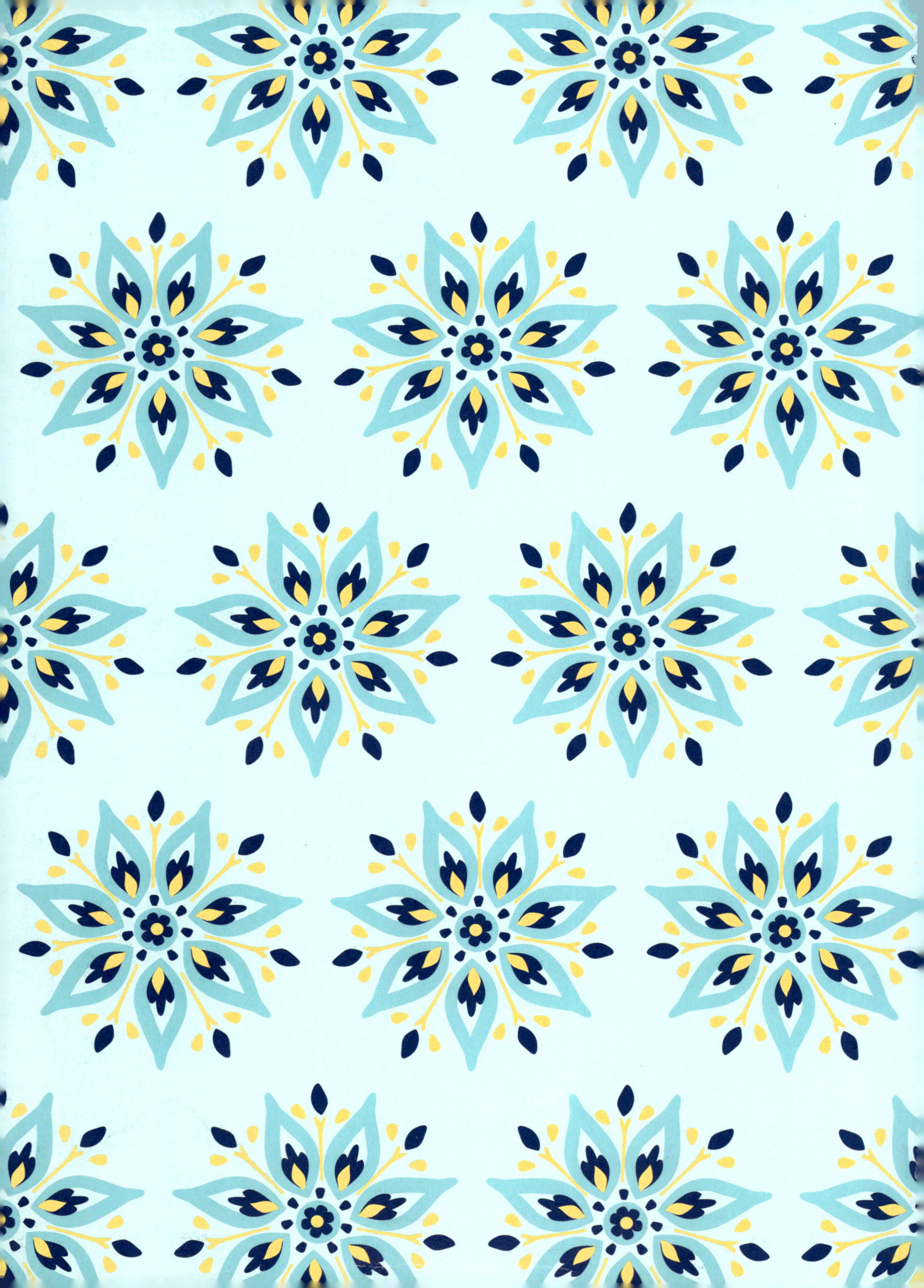